Shosouzatsuwa for Modern Kampo

本当に今日からわかる漢方薬シリーズ ③

飛訳 モダン・カンポウ

拾い読み蕉窓雑話

著｜**新見正則** 帝京大学 医学部 外科 准教授

**漢方と無縁の医師
にも役に立ちます。
先人に学ぶ医師の心得
どなたでも一気に読めます。**

株式会社 新興医学出版社

Shosouzatsuwa for Modern Kampo

Masanori Niimi, MD, DPhil, FACS

© First edition, 2013 published by
SHINKOH IGAKU SHUPPAN CO. LTD., TOKYO.
Printed & bound in Japan

推薦の言葉

　我が師大塚敬節先生は，昭和の代表的な名漢方医です．直接教わることができたことは幸せでした．先生は，「江戸時代の漢方医で，自分が最も尊敬するのは和田東郭である」と云っています．江戸時代は，古く中国から伝来した漢方医学が最も盛え日本化された時代です．沢山の有名な医師達がいます．そんな中から，ナンバーワンとされた医師はどんな人だったのでしょうか．

　やがて，「古い医書は高価で入手しにくいが，これからこの医学を研究しようとする者にはぜひ必要である」と考えた大塚先生を中心に，優れた古医書を復刻する事業が起こりました．その最初に取り上げられたのが『蕉窓雑話』でした．解説を先生から命じられた私は驚きましたが，その機会にこの本を熟読することができました．

　『蕉窓雑話』は，和田東郭の死後，弟子達が師の言葉や治験例を集めてできた書です．江戸期を代表する名医が，どのように病人を診察し治療していたかを伝えています．今から見ると，医学が未発達の時代に，病人を真心をこめて診療していた姿がよくわかります．医学が飛躍的に発達した現代でも，医療関係者は勿論，一般の人にとっても非常に参考になる名著です．

　大塚先生は，「古典を読め，あとは患者が教えてくれる」と私を教えました．優れた医師になりたければ，先人の経験を学び，実地診療を通じて治療技術を高めよということです．古典は沢山あります．良い本を読むことが大切です．『蕉窓雑話』こそ，漢方医学の古典の中の白眉，最も優れた書物と云っても過言ではないでしょう．現在，本を読む人が少なくなり，ことに古典には壁があります．読みにくい，難しいということで敬遠されます．漢字の祖国中国では，簡体字しか読めないので，古書を読まないそうです．昔の人の経験や知恵には，学ぶべきことが多いのに，それを利用しないのはもったいないです．

　尊敬する新見先生が，『蕉窓雑話』の訳文を書かれました．驚きかつ感心したことに，漢方用語や古典用語を使っていません．著者の言葉のように，フランス文学の訳本にフランス語が登場しないのと同じです．だから読みやすい．また解説が良いですね．著者の現代医学と漢方医学と両医学に対する深い学識に裏付けされた洞察で，原書の理解に役立ちます．この本は，お世辞抜きに面白く有用です．ぜひ多くの方に読んでいただきたく推薦いたします．

平成 25 年 3 月 3 日

　　　　　　　社団法人日本東洋医学会元会長名誉会員　松田邦夫

目次

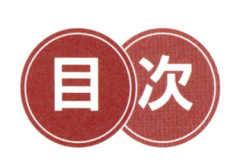

飛訳を読む前に 13
- モダン・カンポウへのパラダイムシフト 13
- はじめに 14
- 江戸時代の病気感 15
- 医学の歴史の中の蕉窓雑話 17
- 和田東郭とは 19
- 簡単な漢方の歴史 20
- 江戸時代に漢方は進歩したのか？ 22
- 本書の読み方・使い方 23
- 蕉窓雑話原典の読み方 24

蕉窓雑話
| マイスター修業中 | はじめに（凡例） 26
| マイスター必須知識 | 東郭先生医則 27

蕉窓雑話初編　東郭和田先生燕語　門人筆記 29
| マイスター必須知識 | 鶴の画 29
| マイスター必須知識 | 無法の法 30
| マイスター必須知識 | 祇園での坊主頭 31
| マイスター必須知識 | 無法の法を工夫鍛錬 31
| マイスターを気取るには | さまざまな物事に技術向上の手がかりが 32
| マイスターを気取るには | 【Case 1】備前の槍の家のはなし 32
| マイスターを気取るには | 【Case 2】鞠の名人 33
| マイスター必須知識 | 自分だけを愛してはダメ 33
| マイスター必須知識 | 自分の手で病人を打ち殺すぐらいの覚悟で 34
| マイスター修業中 | 急性伝染病 34
| 古典マイスター | 【Case 3】譫言妄語に十一味温胆湯 37
| マイスターを気取るには | 鉄砲の弾を布幕で受け流すような治療 37

マイスター必須知識	傷寒論の処方で不足するところは傷寒論以降の処方で	38
マイスター修業中	【Case 4】門人の西村孝安の病　東郭の往診で軽快	39
マイスター必須知識	意外にも真武湯 ③⓪	39
マイスター修業中	【Case 5】柴胡剤ではなく犀角湯	40
マイスター修業中	生地黄と熟地黄	41
古典マイスター	【Case 6】大津のある役人	42
古典マイスター	【Case 7】男が自分の妻の病状を泣きながら言うには	42
マイスター修業中	眼中に精彩があり美しすぎるのはきわめて悪い状態	43
マイスター修業中	舌の所見から	44
マイスター修業中	腹部診察について	45
マイスター修業中	四逆散 ③⑤（門人注釈）	46
マイスター修業中	マラリア	47
マイスターを気取るには	【Case 8】ある人のマラリア　そして養生を	48
マイスターを気取るには	マラリアについての経験則　（門人注釈）	50
古典マイスター	ひきつけ	51
マイスター修業中	腹部診察の妙	52
マイスター修業中	実は他が有効ということも	53
マイスター修業中	石膏と附子の組み合わせ	53
古典マイスター	薬剤の組み合わせ　モガリ	54
マイスター修業中	附子と大黄のすりあわせ	55
古典マイスター	【Case 9】25歳男性の鶴膝風	55
古典マイスター	【Case 10】背中のまがった35歳婦人	56

蕉窓雑話二編 ……… 57

マイスター修業中	気持ちが不安定	58
マイスター修業中	最初は賢君と称される人	58
マイスター修業中	度量の大きさ	60
古典マイスター	漢の高祖，魏の曹操，そして太閤秀吉	60
マイスター修業中	【Case 11】丹波亀山の家中の松平家の人	61
マイスター修業中	【Case 12】以前所司代を勤めた太田	61
マイスターを気取るには	死のケガレ	62

マイスターを気取るには	気の緩みから生じること	62
マイスター修業中	自分の一生を烏餅の桶に足をつっこんでいるようなもの	63
マイスターを気取るには	養生を勧める方法	64
マイスター修業中	不眠に抑肝散 54	65
マイスター修業中	気とこころ	65
マイスター修業中	【Case 13】摂州高槻のある女性（蕁麻疹）	66
マイスターを気取るには	【Case 14】町奉行の罪人の吟味	67
マイスター必須知識	【Case 15】下鴨神社の鴨脚	68
マイスター必須知識	【Case 16】西六条に住む大工頭の末亡人	69
マイスター必須知識	【Case 17】大阪住吉の末亡人	71
マイスター必須知識	【Case 18】にせ物の奇石で気持ちから治療	72
マイスターを気取るには	【Case 19】備前の裕福な家の末亡人	73
マイスター修業中	医者は虫か蠅	74
マイスター必須知識	【Case 20】産後の心の病	75
マイスターを気取るには	【Case 21】ある武家の侍女	76
マイスター修業中	【Case 22】丹波亀山の家中の松平家の人	78
古典マイスター	【Case 23】ある身分の高い人	79
マイスター修業中	【Case 24】ある大名の姫	79
マイスター修業中	発狂の症状	80

蕉窓雑話三編 … 81

マイスターを気取るには	養生には性欲を慎め	82
マイスター必須知識	半夏厚朴湯 16 以外も考慮せよ	83
古典マイスター	再検討せよ，昔を鵜呑みにするな	84
マイスター修業中	四物湯 71 とは	84
マイスターを気取るには	人参とは	85
マイスター必須知識	吉益東洞への入門のくだり	86
古典マイスター	附子を加えてから下す	88
マイスター修業中	腹部診察は丁寧に	88
マイスター修業中	【Case 25】摂州高槻の鳥屋の言い伝え	89
マイスター修業中	打撲傷には	89

マイスター修業中	打撲後の精神不安	90
マイスター修業中	【Case 26】農民の女子に走馬湯	91
マイスター修業中	解剖に携わった人のはなし	92
古典マイスター	精気と時計の重り	92
マイスターを気取るには	後藤艮山と吉益東洞	93
マイスターを気取るには	【Case 27】盗賊の糞	94
古典マイスター	土用のお灸	95
マイスター修業中	半夏厚朴湯 16 加川芎	95
マイスター修業中	【Case 28】ある貴人の妻	96
古典マイスター	下腹部痛	97
マイスター修業中	老人の掻痒症に温清飲 57	97
マイスター修業中	【Case 29】長崎の年寄	98
マイスター修業中	下腹部痛のための生理不順	98
古典マイスター	老医が加味建中湯を教えてくれた	99
マイスター修業中	二陳湯 81 や香蘇散 70 の類を頻用する医者	100
古典マイスター	良姜と呉茱萸は併用しない	101
マイスター修業中	差し障りがないように	101
マイスター修業中	寒さによる下腹部痛とは	102
古典マイスター	むくみの病	103
マイスター修業中	脚気による心不全	104
古典マイスター	精液と子宮	105
マイスター修業中	肺結核	105
古典マイスター	熱中症	106
古典マイスター	精気薄弱	107
古典マイスター	卵とじ	107
マイスター修業中	胃拡張	107
マイスター修業中	黄疸	109
マイスター修業中	生姜を絞って入れる	110
マイスター修業中	朮と苓	110
古典マイスター	下剤で水分をとる	111
古典マイスター	西瓜	111
古典マイスター	陳皮	111

| 古典マイスター | 蘇子 .... 112 |
| 古典マイスター | 桑柏皮と麻黄 .... 112 |

蕉窓雑話四編 113

マイスター修業中	鉱物は気分を鎮める 114
古典マイスター	嚥下困難 114
古典マイスター	舌診 115
古典マイスター	むくみに八味地横丸 ❼ 115
古典マイスター	【Case 30】日野屋のある人の大吐血 115
古典マイスター	大量の吐血にお灸 116
古典マイスター	呼吸困難 116
マイスター修業中	下痢 117
マイスター修業中	【Case 31】摂州の二ツ屋村の木屋の人 118
マイスター修業中	【Case 32】菅谷という者の 11 歳の男子 118
古典マイスター	【Case 33】ある老婆が急にうつ状態に 120
古典マイスター	脳血管障害の予防 120
古典マイスター	関節痛 121
マイスター修業中	発汗 121
マイスター修業中	【Case 34】腫瘤と桃核承気湯 ❻❶ 122
マイスター修業中	出血 123
マイスター修業中	大柴胡湯 ❽ 123
マイスター修業中	痔瘻 123
マイスターを気取るには	脱肛 124
マイスターを気取るには	【Case 35】医者の脱肛持ち 124
古典マイスター	下腹痛に続く尿閉 125
マイスター修業中	【Case 36】好色家の尿閉 125
マイスター修業中	会陰打撲 125
マイスター修業中	脳梅毒 126
マイスター修業中	梅毒に羚羊角 127
古典マイスター	【Case 37】目の病気を患い 128
古典マイスター	【Case 38】眼科医の柚木太淳の父 128

マイスター修業中	【Case 39】会陰に虫数百	128
古典マイスター	【Case 40】武藤が治療した病人	129
マイスター修業中	【Case 41】いろいろなこと	129
マイスター修業中	昔の人も嘘をつく	130
マイスターを気取るには	【Case 42】薩摩の留守居役の樺山	130
古典マイスター	口臭	131
マイスター修業中	【Case 43】私の姪の楢林昌巌のはなし	131
マイスター修業中	【Case 44】ひとゆすり	131
マイスター修業中	【Case 45】天南星に生姜	132
古典マイスター	肉食	133
古典マイスター	地震と雷	133
マイスター修業中	用心する年齢	133
マイスター修業中	【Case 46】ある豪商の母親　実は梅毒	134
古典マイスター	【Case 47】ある貴人の若者	135
マイスターを気取るには	患者の見方	135
マイスター必須知識	秘伝の三物湯　薬方の紙を落として拾わせる	135
マイスター修業中	解毒の薬	136

蕉窓雑話五編 …… 139

マイスター修業中	妊娠しやすい女性	140
マイスター修業中	南風を引き入れるために北窓を開く	140
マイスター修業中	陣痛促進	141
マイスター修業中	分娩後の胎盤排出	142
マイスター修業中	【Case 48】土砂の併用	142
マイスターを気取るには	【Case 49】大柴胡湯 ❽ で妊娠	142
マイスター修業中	妊娠している女性	143
マイスター修業中	女性の顔の見方	143
古典マイスター	妊娠中のお灸	144
古典マイスター	妊娠時のむくみ	144
マイスター修業中	【Case 50】死産	144
マイスター修業中	妊婦の腹帯	145

マイスター修業中	胎児の性別	145
マイスター修業中	座位出産	146
古典マイスター	妊娠悪阻のときのお灸	146
古典マイスター	妊娠悪阻のときの治療	147
マイスター修業中	【Case 51】恵美寿屋の妻の妊娠悪阻	147
マイスター修業中	妊娠悪阻の原因は気分	147
古典マイスター	お灸で楽になる	148
古典マイスター	妊婦を治療する心得	148
古典マイスター	妊娠後期の排尿困難	148
マイスター修業中	妊娠中毒症	149
古典マイスター	見分けにくい妊娠	149
マイスター修業中	妊娠中の強い腹痛	150
マイスター修業中	【Case 52】出産前からの運動麻痺	150
古典マイスター	東郭の子供	150
古典マイスター	妊娠中や出産後の月経	152
古典マイスター	流産	152
マイスターを気取るには	堕胎薬	152
古典マイスター	流産癖	153
古典マイスター	妊娠中と産後の下痢	154
マイスター修業中	【Case 53】妊娠中の痘瘡	154
マイスター必須知識	未婚の娘の妊娠の対応について	154
古典マイスター	後産のこと	155
古典マイスター	【Case 54】産後の大嘔吐	156
マイスター修業中	産道・尿道裂孔	156
マイスター修業中	産後のめまい	157
マイスター修業中	【Case 55】産後のうつ	157
古典マイスター	産後の腹痛	157
マイスター修業中	乳の良し悪し	158
マイスター修業中	乳汁が出ない	159
マイスターを気取るには	乳癌	159
古典マイスター	女性のおりもの	160
古典マイスター	深部静脈血栓症	160

古典マイスター	【Case 56】ある女性の流れ出す膿	161
古典マイスター	【Case 57】髪の中から火が	161
古典マイスター	【Case 58】着物から火花	162
古典マイスター	臍帯	162
古典マイスター	【Case 59】ある乳児	162
古典マイスター	出臍(でべそ)	163
古典マイスター	臍について	163
古典マイスター	胎児の迷信	164
古典マイスター	出産してから3日目に乳を飲ませる	164
古典マイスター	紫円(しえん)	165
古典マイスター	【Case 60】岐阜屋八郎兵衛の子供	166
古典マイスター	何度も温めると	166
古典マイスター	小児の脱肛	166
古典マイスター	小児の吐乳	166
古典マイスター	東郭の長女	167
マイスター修業中	ジフテリア	167
マイスター修業中	痘瘡	168
マイスター修業中	【Case 61】7歳の痘瘡	168
古典マイスター	【Case 62】私の故郷のある農家の妻	170
マイスター必須知識	医者が心得ておくべきこと	170
マイスター修業中	謙遜するにも程度がある	171
マイスター修業中	人にものを教えることを渋る人	171
マイスター修業中	人の性格	171
マイスターを気取るには	【Case 63】派手好きな人	172
マイスターを気取るには	【Case 64】島原太夫の身請け	172
マイスター必須知識	処方方法を掃除にたとえて	173
マイスター必須知識	何となく様子を窺って　陰のあるなし	174
マイスター必須知識	心の目で見て心の声を聴く	175
マイスターを気取るには	肩がいからないように	175
マイスター修業中	何の道を学ぶにも不器用者の性格で	176
マイスター必須知識	命は天が決めるもので医者がかかわることではない？	176
マイスター必須知識	名声を求めるという段階から離れろ	177

マイスター修業中	死んだ物の基準	177
マイスター修業中	医者の修行は鍛錬	178
古典マイスター	病を治したいと思いながらお灸を嫌う	178
マイスター修業中	家の者への指示	178
マイスターを気取るには	医術を学ぶと人を費やす	179
マイスター修業中	控えめにゆったりと堂々と	179
マイスターを気取るには	調子に乗って手柄を自慢しない	180
マイスター必須知識	戸田旭山先生-1	180
マイスター必須知識	戸田旭山先生-2	181
マイスター必須知識	戸田旭山先生-3	182
マイスター必須知識	戸田旭山先生-4	183
マイスター必須知識	戸田旭山先生-5	184

飛訳を終えて	185
原文医則	190
あとがき	191
参考文献	192

※訳者がぜひとも読んでもらいたい順に

- マイスター必須知識
- マイスターを気取るには
- マイスター修行中
- 古典マイスター

としました.
※小見出しは原文にありません.

※本書で記載されているエキス製剤の番号は株式会社ツムラの製品番号に準じています．番号や用法・用量は，販売会社により異なる場合がございますので，必ずご確認下さい.
※四逆散加大黄などの「加」は加えることを示しており，四逆散㉟＋大黄といった意味合いになります.

飛訳を読む前に

モダン・カンポウへのパラダイムシフト

トラディショナル漢方	西洋医学の補完医療の漢方（モダン・カンポウ）
「漢方治療」	「漢方薬治療」　　　（「大塚敬節著作集」より）
漢方医が処方する	西洋医が処方する
煎じ薬に重きを置く	エキス剤しか使用しない
すべての病気を治したい	西洋医学で治らないものがメインターゲット
仮想病理概念に基づく	現代医学的な視点からの理解を
古典がすべて	古典を最初から読む必要はない
漢方診療は必須	漢方診療はしたほうがよいが必須ではない
経験が必要	明日からでも処方可能
将来はこちらも行いたい	まず，こちらで始めよう
有効性は比較的高い	効かない時は順次処方を変更すればよい

　上の表はトラディショナル漢方からモダン・カンポウへのパラダイムシフトです．パラダイムシフトとは，「認識のしかた」や「考え方」，「常識」，「支配的な解釈」，「旧態依然とした考え方」の変換という意味ですが，まさにこの逆転の発想がモダン・カンポウの根幹をなしています．西洋医のための補完医療として，現代西洋医学的治療では治らない症状や訴えに対して，保険適応であるエキス製剤を使用して治療を行います．漢方の古典を読んだほうがよいが敢えて読んでいなくてもよいし，漢方理論を知っていたほうがよいが敢えて知らなくてもよいし，腹診をできたほうがよいですが敢えてできなくてもよいのです．その代わり，最初から当たることはないかもしれないと医師も患者も理解しておきます．その欠点は漢方エキス剤を順次処方することで補うのです．医師と患者の協働作業で適切な漢方薬を探しにいくのです．このパラダイムシフトを理解して，リラックスした気持ちで困っている患者さんに対応してみてはどうでしょうか．

はじめに

　モダン・カンポウは西洋医が補完医療として保険適応漢方エキス剤を使用するという考え方です．漢方診療はしたほうがよいが敢えて行わなくてもよい，漢方理論は知っていたほうが打率は上がるが知らなくてもよい，古典は読んだほうが勉強になり楽しいが敢えて読んでいなくてもよい，という立ち位置です．傷寒論を諳んじ，漢方理論や漢方診療を当たり前のように行っている人々からみればとんでもない処方方法です．しかし，モダン・カンポウの立ち位置で処方方法を概説した「フローチャート漢方薬治療」が出版され，多くの西洋医の方々に漢方に親しんで頂きました．そして，僕自身も，僕のところで一緒に勉強をしている先生方も，モダン・カンポウの処方方法で，十分に現代医療で困っている患者さんを救済できることを経験しました．「フローチャート漢方薬治療」による処方で，保険適応漢方エキス剤がそこそこ有効であることを体感できます．そして多くの困っている患者さんに感謝されます．それでいいではないですか．臨床では患者さんに喜んでもらうことがなによりも嬉しいのですから．
　漢方薬それぞれの有効性はそこそこかもしれませんが，そんな漢方薬がいろいろと揃っていることが僕には魅力です．

そこそこ有効×いろいろな漢方＝結構有効　ということです．

　さて，そんなわかりやすい本を多数出版し，そして現在も執筆中です．一方で，「古典を敢えて読まなくてもよいと言われているが，実は古典に少々興味が湧いてきた．何から読めばいいのか」と質問されることも増えました．漢方が好きになった西洋医が読むような古典の本が実はありません．そこで，今回，蕉窓雑話を拾い読みしながら，古典や漢方に親しんでもらおうと思い立ったのです．
　蕉窓雑話は，僕の漢方の先生である松田邦夫先生も，また松田邦夫先生の師匠である大塚敬節先生も尊敬していた江戸中期の折衷派の泰斗である和田東郭の談話を弟子たちがまとめた書物です．江戸中期の医療や漢方を垣間見ながら，今の医学の素晴らしさと，そして今の医学も発展途上であることを感じてもらいたいと思っています．そして漢方の考え方や臨床医としての心構えに触れてもらいたいと思いました．それには蕉窓雑話がわかりやすく，とても勉強になると思いますので，これをまず読みやすい形で，本にしようと思い立ったのです．
　この本で取り上げている蕉窓雑話は名著出版より出版されている近世漢方医学書集成15の蕉窓雑話（オンデマンド版）を底本として利用しています．初編から

五編までの表紙には敬節という蔵書印が見られますので，大塚敬節（1900〜1980年）の所蔵本であったことがわかります．

近世漢方医学書集成は責任編集者が大塚敬節先生と矢数道明先生で，60巻よりなります．60巻の番号振りは刊行順ではありません．大塚先生が敢えて蕉窓雑話をまず最初に刊行し，その序文を松田邦夫先生に頼んだそうです．それほど，大塚敬節先生は蕉窓雑話（しょうそうざつわ）に惹かれていたものと思われます．

すべてを一字一句訳したのでは，西洋医が読むには面白みに欠ける本になりそうです．まずスラスラと読めることを最重要目標としました．そこで，全文は訳さず，拾い読みとしました．そして敢えて訳文中には漢方用語や古典用語を使用していません．フランス文学の訳本にほとんどフランス語が登場しないのと同じです．そして，僕的な解説を加えながら漢方の魅力や欠点，そして江戸時代の風景などが思い浮かぶような内容に仕上げました．一字一句読みたい方は，近世漢方医学書集成 15 の蕉窓雑話（オンデマンド版）を参考にしてください．原本がそのまま撮影された状態で載っています．そして，原文に戻るときの指標として，本書内に近世漢方医学書集成 15 蕉窓雑話の対応頁を【　】で記載してあります．

江戸時代の病気感

江戸時代の病気に対する感覚を知るために，酒井シヅ先生の「絵で読む江戸の病と養生」（講談社）の冒頭の文章を引用します．

> 江戸の病人を現代の病人と比べてみると，病から逃れたい，早く治りたいという願いや，健康願望はそれほど変わりない．ただ，治療が稚拙で死亡率が高かったから，迫りくる死を天命とうけとめた．医学が未発達だったからやむをえなかった．しかし，それを愚かといって見捨てることはできない．江戸人の病気とのつきあい方，看病に尽くす姿に，現代人が思い起こす値打ちのある病気とのつきあい方がある．
> 病気になると，多くの人はまず鍼灸（しんきゅう），あんまや売薬，あるいは富山のくすり屋が配る配置薬や常備薬に頼った．日本人が薬好きだといわれる習慣は江戸時代にすでに始まっていたのである．
> 病人はまた，病気のときは医者とともに祈禱師（きとうし）を頼りにしたが，それは明治政府が医療行為は医師に限るという規則をつくるまで続いた．しか

し，その後も神社，仏閣に詣でて，護符をもらい，絵馬を奉納したり，お百度を踏むことは続いていた．

　山村では庶民が医者にかかるのは，病がよほど重くなったときであった．明治になって，埋葬には死亡診断書が必要と規則で定めた結果，死亡診断書だけのために医者にかかる人もいた．

　病気の原因をさぐることは今も昔も変わらないが，江戸人は，原因を気，血，水（体液）の異常，胎毒，虫，祟り，天罰，血筋（遺伝）などのせいにして，納得していた．現代のように病名がつかないことで，病人が不安になることはなかった．

　胃ガンや肺結核のように，病気の原因や病気の場所で病名がつくようになったのは西洋医学に変わってからのことである．江戸時代にはまたノイローゼや自律神経失調症のような病名はなかった．その代わりに血の道や中気（中風），疳などの漢方独特の病名があった．

　そのようにして江戸時代に広く使われていた病名の中には素人でも見当のつく病名がたくさんあった．それがいま日常語となって，われわれの生活の中に深く浸透している．たとえば，癪にさわるとか，癇癪持ちとか，腹の虫がおさまらないとかである．

　漢方は以上の記述に端的に示されているような未熟な医療，そんな18世紀の医療です．そんな時代に病気を治療した漢方は，それでも精一杯頑張ったのですね．今から顧みれば，漢方は未熟に見えますが，一方でその当時の西洋医学もまだまだ未熟なままです．西洋医学のすばらしい発達の端緒は19世紀に入ってからと思っています．そして西洋医学が日進月歩の進歩を遂げても，まだまだ完璧ではありません．そんなときに，現代西洋医学で困ったときに，昔の漢方の知恵は相当役に立ちます．

●江戸時代の病気番付

　さて当時は，どのような病名が一般に認識されていたのでしょうか．病気番付に当時の様子があらわれています．江戸の中期，相撲番付が出たのを機に，いろいろな番付が登場します．病薬道戯競は当時の病気番付で，初編では，大関に疱瘡（天然痘），関脇に五疳（疳の虫），小結に悪疾（治りにくい病気），前頭に中風（脳血管障害），癪（上腹部痛），逆上（のぼせ），黄疸，咳，狂気（精神疾患），癰

丁（できもの），病目（眼科全般）と続きます．中央の行事の欄には，寸白（寄生虫疾患），労症（疲労性疾患，結核性疾患），傷寒（急性発熱性疾患）とあります．二編では大関に胎毒（乳児の湿疹），関脇に卒中（脳血管障害），小結に風邪，前頭に虫歯，癲癇（てんかん），起利（痢，マラリア），眩暈（めまい），骨瘡（梅毒），水腫（むくみ），血の道（婦人疾患），両湿（梅毒）と続き，中央の行事の欄には，脚気，金瘡（外傷），腎虚とあります．こんな病名を江戸時代の庶民が認識していたとわかります．寸白は寄生虫疾患とも，また下肢静脈瘤とも言われます．行事の欄にあるのでここでは寄生虫疾患ではないでしょうか．また麻疹が登場しません．約20年間隔での流行でしたので，発売当時は無縁だったのでしょう．

医学の歴史の中の蕉窓雑話

●和田東郭が生きた時代

　和田東郭（1742～1803年）は言葉や文字では心得の機微を伝えることができないと自身での著述を好まず，門人の筆録によるものが後世に広く読まれています．蕉窓雑話は1821年に和田東郭の門人，久保喬徳により東郭の談話を筆記したものです．東郭の死後，18年も経っています．江戸幕府は1603年から明治維新である1867年まで，約260年間続きました．和田東郭が生まれた1742年は8代将軍徳川吉宗（将軍在位1716～1745年）の治世であり，9代将軍徳川家重（将軍在位1745～1760年），10代将軍徳川家治（将軍在位1760～1786年），そして11代将軍徳川家斉（将軍在位1787～1837年）の時代を和田東郭は生きたことになります．

●アヘンからモルヒネが分離された

　和田東郭が亡くなった1803年はアヘンの主成分がモルヒネとして分離された年で，モルヒネは植物から分離された最初のアルカロイドと言われています．現代西洋薬学の幕開けの年と僕は思っています．この年から，ある生薬の薬効を示す成分や，毒性成分がどんどんと分離されることになります．その歴史の延長として，1885年に長井長義（1845～1929年）が麻黄からエフェドリンを発見しました．漢方はそんな分離・合成できる時代以前の叡智です．どんな知恵があったのでしょうか．それは，分離合成という引き算の知恵ではなく，生薬の足し算の知恵が脈々として受け継がれたものと思っています．

●19世紀の西洋医学

　19世紀初頭は近代医学もまだまだ眠ったままでした．やっと，和田東郭の死後，約60年して，1861年にパスツール（Louis Pasteur，1822～1895年）が「ばい菌」という概念を登場させ，従来から病気の原因と思われた自然発生説に異論を唱えたのです．そんな「ばい菌」という概念がない頃は，傷は化膿するのが当たり前で，妊婦は高頻度に産褥熱で死亡していました．ウイーン総合病院のゼンメルワイス（Ignaz Philipp Semmelweis，1818～1865年）は，彼の経験から，死体解剖を行った後の医師や学生の手から診察中の患者に「ばい菌」がうつった結果，産褥熱は生じるとの当時としては突飛な理論を発表しました．そして1847年，手術室に出入りするものは，洗面器の塩素水で手洗いを徹底する旨の注意書きを張りました．その当時の外科医は，患者の膿が硬くこびり付き，それが目立たないように黒い衣服をまとっていました．ゼンメルワイスは彼の経験からそんな注意書きをしましたが，多くの同僚は従いませんでした．そんなことが信じられないからであり，手洗いは面倒で，手が荒れるからです．そして1860年代になるとリスター（Joseph Lister，1827～1912年）は石炭酸（フェノール）を手術前の患者に噴霧することで感染を減らせることを示しました．しかしフェノールでの手洗いも手の障害を引き起こしたので，これも実は即座には普及しませんでした．そんなことを防止するために，ジョンズホプキンス大学の初代外科教授のハルステッド（William Stewart Halsted，1852～1922年）は看護師であった妻のためにゴム手袋を導入しました．1890年のことです．ゴム手袋を作成したのはタイヤメーカーとして有名なグッドイヤーゴムで，わずか120年前の出来事です．

　ばい菌に対して有効な薬剤である抗生物質の登場は1929年のフレミング（Alexander Fleming，1881～1955年）によるペニシリンの発見まで待たなければなりません．そしてペニシリンの我が国での普及は第二次大戦後です．それ以前，感染症は命を当然に脅かす猛威であったのです．

●外科の歴史

　外科の歴史も同じように実は新しいのです．和田東郭が亡くなった1803年の翌年，1804年に華岡青洲（1860～1935年）が通仙散を用いて全身麻酔による乳癌の手術を行ったと言われています．しかし，これは世の中に普及しませんでした．1846年に，モートン（William Morton，1819～1868年）がエーテルを用いた全身麻酔の公開人体実験をマサチューセッツ総合病院で行って以降，全身麻酔法は

世界に普及します．麻酔がない時代の外科手技は，壮絶なものであったと思われます．気絶するなかで，いかに素早く手術を終えるかが勝負であったはずです．多くは四肢の切断術が行われていました．麻酔が普及すると外科手術は飛躍的に進歩します．そして1881年にビルロート（Theodor Billroth, 1829～1894年）が胃癌に対して幽門側胃切除術を行いました．それは今から顧みてもたかだか約130年前の出来事です．

●降圧薬の歴史

現代内科学的な手法も実は新しいのです．例えば収縮期と拡張期の血圧が測定されたのも1905年で，たかだか100年前です．1952年にヘキサメトニウムが市販され，降圧薬治療の幕開けとなります．つまり高血圧の歴史は100年，降圧薬治療の歴史は50年ほどです．

●江戸時代の平均寿命

さて，江戸時代の平均寿命の詳細は不明です．国を挙げての確かな生死の報告が存在しないからです．寺の檀家台帳などから推測することがなんとか可能で，そんな側面から江戸時代の寿命を垣間見ることもできます．厚生省による第1回の生命表調査は1891年（明治24年）～1898年に行われました．日清戦争をまたいでのことです．このときの平均寿命（0歳時の平均余命）は男が42.3歳，女が44.3歳です．20歳時の平均余命は男39.8歳　女40.8歳ですから，成人まで生き延びると，60歳ぐらいの人生を謳歌したことになります．明治末の乳児死亡率1,000人あたり150人で，明治の末になっても子供時代を生き延びることが結構大変であったことがわかります．

そんな19世紀の近代医学の夜明け前に和田東郭は生き，そして臨床医として活躍しました．そんな彼の治療体験を弟子が筆記した蕉窓雑話は，現代の西洋医にも有意義なメッセージを送っています．もちろん，西洋医として漢方を使用している医師には，さらに素晴らしい臨床上有用なヒントやメッセージが含まれています．

和田東郭とは

和田東郭は折衷派の泰斗と呼ばれています．古方や後世方に偏らず，どちらも

患者を治療するために役立つのであれば使用しようという意味です．どちらを先に使うかと言えば，「一切の疾病の治療は，古方を主として，その足らざるを後世方等を以て補うべし」として，古方を優先することを勧めています．

　1743年に大阪の高槻で生まれました．父は瘍科（外科）の医師で，東郭はその末子であり，本道（内科）を選ばされました．幼少時は隣村である伊丹の竹中節斎に学び，その後戸田旭山（1696〜1769年）に師事し，26歳で吉益東洞（1702〜1773年）の門人となりました．戸田旭山の人柄や，吉益東洞に入門する経緯は，蕉窓雑話に書かれています．その後，和田東郭は二条公に仕え，みるみる昇進し，1799年最高位となりました．1803年，61歳で病没し，京都東鳥部山に葬られました．東郭には成人した男子がなく，門人中の逸材中村哲を長女の養子として，後を継がせました．通称泰冲と称しました．蕉窓雑話の最初にある凡例を記載した謙誌とは泰冲の子供と思われます．

簡単な漢方の歴史

●最古の漢方医書

　現存する最古の漢方医書と呼ばれるものは，黄帝内経で前漢（BC 206〜AC 8年）にまとめられたのではないかと言われています．神農本草経は後漢時代から三国時代にまとめられたと言われている本草書（生薬の本）です．そして傷寒論も後漢後期にまとめられたと言われています．

●正倉院の生薬

　日本では正倉院に中国から輸入された生薬が今でも保管されています．他の文化と同じく朝鮮を経由して5世紀前後には日本に漢方も輸入されています．その後，遣隋使や遣唐使の僧侶たちによって医学的知識も輸入されました．その当時は，特権階級のための医療でしたが，室町時代から江戸時代にかけて庶民にも普及します．庶民と言ってもお金のある庶民や町民のための医療と思われます．

　まず，漢方という言葉は，昔は必要ありませんでした．他に医療がないからですね．ところが鎖国と言いながらも，オランダ医学の存在が徐々に認知され，それと区別するために「漢方」という言葉が登場したと言われています．オランダ医学は蘭方とよばれました．

●日本漢方の流派

　室町時代から日本に輸入された医学は，中国の金・元時代の医学で，傷寒論のものとは異なり，「後世派」として区別します．江戸時代になり，後世派の漢方医学が本流でしたが，傷寒論の医学を本道とする「古方派」が登場します．つまり古方派の方が，後世派よりも新しいのです．

　後世派は滋養温補に傾き，大黄や石膏のような薬剤を極度に恐れました．そして，江戸中期になって，名古屋玄医（1628～1696年）や後藤艮山（1659～1733年，大塚敬節先生は「ごんざん」と読んでいたそうです）らによって復古の学が唱えられました．吉益東洞が出て，徹底的に後世派の李朱医学を批判し，これを否定して，漢代の著述である傷寒論に準拠して治療すべきと主張しました．そして東洞流の治療は，毒を下しつくせば病は根治するとの立場を堅持して，いわゆる攻撃に偏して，巴豆や大黄のような薬剤を頻用しました．

●モダン・カンポウは折衷派

　日本漢方は江戸時代に中国漢方とは異なる道を歩んだと言われ，腹部診察（腹診）を脈診よりも重要視するようになりました．漢方は中国生まれですが，日本の漢方は日本育ちといった感じでしょうか．その後，後世派でも古方派でも，よいところを利用しようという折衷派が登場しました．モダン・カンポウの立ち位置も現代医学の補完医療としての漢方のいいとこ取りですので，折衷派の考え方にも似ています．

●モダン・カンポウの礎

　その後，明治時代になり，西洋医学の急速な発達と普及により，漢方は不遇の時代を迎えます．西洋医の免許を取得したものでなければ漢方を処方してはならないという制度になりました．漢方不遇の時代の始まりとも言えますが，西洋医が補完医療として漢方薬を処方するというモダン・カンポウの考え方には沿っているものです．むしろ漢方医と西洋医がまったく違う分野として存在することは不利益と思っていますので，今から鑑みれば，正しい制度設計であったと僕は思っています．

江戸時代に漢方は進歩したのか？

　少なくとも命を脅かすような急性疾患に対しては無力であったのではないかと思っています．江戸時代に医療が特段進歩したのであれば平均寿命が伸びそうですが，前述したように明治の後期の19世紀末でも，平均寿命はやっと男女とも40歳を超えた程度です．1925年になってもほぼ同じ平均寿命で，やっと1947年になって男女とも50歳を超えます．そして2010年には女性は86歳，男性は79歳となりました．平均寿命の延長は最近の50年強のことで，やはり西洋医学の進歩によると思われます．

　反論としては，漢方は高価な医療にて，ごく一部の特権階級や富裕層のみが享受できたので，日本人全体の生命予後には影響を与えなかったとも言えます．そうであればお金には困らない，そしてどんな名医でも呼ぶことが可能な徳川家の寿命をみることが面白いと思います．徳川歴代将軍は初代家康75歳，2代秀忠54歳，3代家光48歳，4代家綱40歳，5代綱吉64歳，6代家宣51歳，7代家継8歳，8代吉宗68歳，9代家重51歳，10代家治50歳，11代家斉69歳，12代家慶61歳，13代家定35歳，14代家茂21歳，そして15代慶喜が77歳で亡くなっています．数人を除いて50歳以上を生きています．成人まで生き延びれば，そこそこ長生きであると言えます．問題は子供の死亡率ですね．家斉は57人の正式な子女を儲けましたが，32人が5歳までに死亡したと伝えられています．また家慶は29人の子女を儲けましたが，無事成長したのは4人のみだそうです（「徳川15代将軍のカルテ」篠田達明，新潮社）．漢方が命を奪う可能性が強い病に対して有効であるなら，このような結果にはならないだろうというのが僕的な結論です．

　一方で，命に関わらないような疾患に対しては，たくさんの臨床研究の積み重ねで進歩したのだろうと思われます．そんな一面がこの蕉窓雑話からも垣間見られます．

本書の読み方・使い方

　基本的に，この本は新興医学出版社刊「本当に明日から使える漢方薬シリーズ」と「本当に今日からわかる漢方薬シリーズ」を読み終えた読者を対象にしています．しかし，たまたまこの本を最初に手に取った方でも，漢方の知識がまったくない方でも，不自由なく読み進められるように，そして楽しく読み終えることができるように，読みやすさとわかりやすさを大切にした本となっています．

　本書は僕の拾い読み現代語訳と，解説からなっています．全文を現代語訳していませんので拾い読みです．拾い読みですので，全体の 1/4 は載っていません．また，わかりやすくするために一字一句を訳していません．西洋医が楽しんで読めるように，また一般の方でも読めるように，あまりにも漢方理論が難しいところや鍼灸の記述は飛ばしています．また，和田東郭の口述を弟子達が書き記したものにて，重複する文章なども多く，そのような内容は僕の判断で削除しています．ともかく訳文では，古典用語を使用せず，現代文で文意が通じ，かつ比較的面白く読めることに主眼が置かれています．本文に登場する文言で重要，または面白いと思われるものは，『原文には：』として，訳文の後ろに置きました．

　蕉窓雑話は 5 編からなっていますが，その中には特別な見出しはありません．そこで読みやすくするために僕が自己判断で小見出しをつくり，そしてタイトルを振っています．そして僕が考える重要な順にマイスター必須知識，マイスターを気取るには，マイスター修業中，古典マイスターとしました．お忙しい方は，まずマイスター必須知識とマイスターを気取るにはから拾い読みする方法も楽しいと思います．蕉窓雑話の中に散りばめられている症例報告的な口述は「Case」として比較的簡略に記載しました．

　蕉窓雑話に興味を持った方は是非，原典を読んでください．名著出版の蕉窓雑話がオンデマンド版で手に入ります．服部流謙謹識とある冒頭の蕉窓雑話序と初編の最後にある蕉窓雑話跋，そして和田東郭自身の文章ではと言われる医則以外はカタカナと漢字の文章で書いてありますので，内容をある程度知った後であれば，比較的楽に読めると思います．そして名著出版の蕉窓雑話オンデマンド版の頁を【　】で記載してありますので，部分的に読み返したいときなどには役に立つと思います．ツムラの保険適応漢方エキス剤が存在するときには，ツムラの番号を葛根湯❶のように記してあります．

蕉窓雑話原典の読み方

もしも原文を読むときのちょっとした注意点を並べます．本文は漢文ではありませんので，漢文の知識はいりません．少々の漢字とたくさんのカタカナで書かれています．濁点は省略されることがあります．漢方薬では「湯」の字がしばしば省略されています．また略字が使用されています．以下知っておくと本文が読みやすくなると思われる字をいくつか並べます．

〆	して	（例：総シテ，對シテ，決シテ）
⏋	こと	（例：知レタル⏋ナリ）
圧	ども	（例：ナレ圧）
寸は	時は	
反って	かえって	
尤も	もっとも	
若し	もし	
扨	さて	
凡，凢	およそ	
能能	よくよく	
徒に	いたずらに	

蕉窓雑話は本文中にプリプリなどの擬態語が多数使用されています．150語前後と思われます．これはきわめて珍しいことで，何故蕉窓雑話に多数の擬態語が敢えて使用されているのか，また他の同時代またはそれ以前の漢方書に擬態語の使用がないかは僕が調べた限りは不明です．

蕉窓雑話

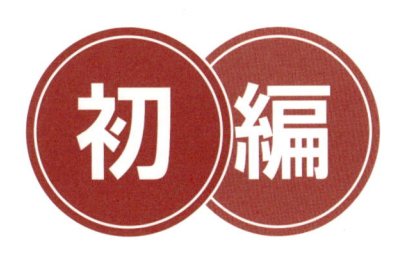

初 編

はじめに（凡例）

東郭先生医則

初編　東郭和田先生燕語　門人筆記

はじめに（凡例）

　【p11】本書を「蕉窓雑話（しょうそうざつわ）」と名付けたのには，特別な理由はない．和田東郭（わだとうかく）先生の塾の窓際に芭蕉があり，その下で門人が筆記したことにちなんで名付けた．

　誰にでも理解しやすいように，先生がわかりやすい言葉で教えたものを記録する者がその意を失わないように先生の言葉をそのまま記し，敢えて文を飾るようなことはしていない．本書は，はじめは伊予国の久保喬徳（くぼたかのり）が記録し，同じく伊予の柁谷守清（かじたにもりきよ）が引き継いで記録し，その後，他にも記録した者がいたが，歳月を経たので彼らの姓名はわからない．【p12】喬徳と守清が最大の功労者である．この2人がいなければ本書は存在しなかった．2人とも不幸にも夭逝し原稿を改めることはできなかった．そして言葉は雑然とし，完全なものではなかった．そこで，2人や他の門人の志を継ぎ，訂正・補筆をした．

　本書は雑話であり，十分な編集がなされていない．校正のときには，数話をまとめることはしたが，それでも，はじめは同じだが終わりが異なるとか，中程が同じではないとか，十分な編集はなされていない．読者はこれを錯綜しながら読み進めてほしい．本文中の貴族の称号や，医者の姓名などは過失に関係する場合は，某々と記して名を載せなかった．【13p】名を明らかにしても治療の参考にならないからである．本文中，原話で足りない部分を補足しているところがある．また私の愚案を挿入している部分もある．原話と混入しないように，1字下げて記録してある．（本書では門人注釈として掲載した．）本文中，話題になっている薬方，および先生の家方として登場するものは，話の後に薬味を記載することがある．薬方名だけのときは，巻末に記載する．

東郭先生医則

マイスター必須知識

> 毉之爲任唯察病而已矣勿視富貴唯病之察勿視貧賤唯病之察勿劇視劇病必也察劇中之易矣莫輕視輕病必也察輕中之危矣克察之於斯而勿視彼亦唯毉之任也察病之道也
> （原文ママ，医則全文の原文は巻末参照）

蕉窓雑話 初編

【p15】医者の任務は，ただ病を察することだけである．病人の富貴をみてはいけない．ただ病を察するだけである．貧賤をみてはいけない．ただ病を察するだけである．劇病を激視してはいけない．重症にみえても治しやすいところを察するべきであるし（劇中の易），軽くみえてもあなどらず危険を察するべきである（軽中の危）．推測で患者をみてはいけない．医者の任務は病を察する道である．

医者が心を用いるべきことは，病の変化が既に起こっているか，まだ病の変化が起こっていないかを判断して，変化がないときは変が起こるまで待つ．これをよく変化に応ずることができるという．変化を視て，その変化に動いてしまうと，変化に眩うという．変化に眩う者は，その変化に対処することができないばかりでなく，正常な状態を保つこともできない．変化に応ずることができるものは，あらかじめ変化が何であるかをわかっているので，その処方も万全である．

一般に，病状には2つある．よって薬も2つある．剛であり，柔である．柔に対しては柔で，剛に対しては剛であたる．剛が柔を制することがある．柔が剛を制することがある．【p16】剛か柔か，2種類といいながら100種類というほど多様である．柔か剛か，100種類といいながら2種類とも言える．智者はこのことを知っており，愚者はこれを知らない．昔から剛柔相摩すと言う．我が医の道も小さいなれども同じである．

古人は病を診る際に，色を望むに目を用いず，声を聴くのに耳を用いなかった．耳目を用いないからこそ病気を察することができた．

古人が病を診る際に，病人を他者と思わず，自分自身のこととして診た．そこ

に相手と自分の区別はなかった．そうすることで病状をよく理解できた．

　処方の選択が簡潔な者は，技量が日々上達し，処方を繁雑にする者は技量が日々粗くなる．ところが世間の医者は，簡潔にするのは粗くすることだと思い，繁雑にするのを精確にするのだと勘違いしている．哀しいことである．

　活路を得ようとするものは，必ず死地に陥る．死地に陥らんとするものは必ず活路を得る．

　医者が劇病に臨むときに，病人を自分の手で生かそうとする者は，自分を愛しているだけである．病人を自分の手で死なせることになるかもしれないと覚悟するものは，その病人を愛しているのである．【p17】自分を愛しているに過ぎない者は，自分の力を出し尽くすことができない．病人を愛しているものだけが，本当に自分の力を出し尽くすことができる．古語に，虎穴に入らずんば虎子を得ず，と．私は医の道においてもまた同じだと思う．

解説

　はじめに（原文では凡例）はカタカナ混じりの読み下し文で書いてあります．この本の立ち位置の説明です．門人達による和田東郭の口述筆記ということを念押ししています．口述ではなく弟子の意見は本文では1文字下げて記載されています．薬方はこの底本では巻末ではなく，初編の最後に載っています．本書では割愛しました．

　医則は名文ですね．医訓のみ敢えて，本文の漢字をできる限り使用して訳文としました．この部分は『取先生遺稿中』とありますので，唯一和田東郭自身が書いたものと言われています．本文中にも，医訓の内容の一部をわかりやすく説明している部分がところどころにあります．この医則は漢文で書かれています．あまりにも有名な文章にて原文も巻末付録として載せてあります．最後に謙誌とあり，この凡例と医則を載せたのは和田東郭の娘婿である和田泰沖（本姓は中村，名は哲，1766～1815年）の子と思われます．

蕉窓雑話 初編

鶴の画

マイスター必須知識

蕉窓雑話初編　東郭和田先生燕語　門人筆記

毉タル者ヨク心ヲ用ユル寸ハ事々物々ノ中自然ト我道ノ法則ト思合スベキ﹁ヲ寓(グウ)スル者アリ近來宋畵ノ鶴ヲ得テ壁間ニカケオキ毎々見且ツ巧者ノ人ニ其畫法ノ能キマリタル﹁ヲ聞又傍ラ飛鳥井家ニ畜(カハ)レタル生タル者ヲ見ナドヲ近頃餘程鶴ノ畵ノ見様ヲ覺タリ然ルニ別ニ本ヨリ持タル所ノ鶴ノ畵有ヲ此頃カケテ見ルニ前方ハ大低ヨキト思シ鶴先ノ宋畵ニ比スル寸ハ何分見ルニ堪ヘス是此宋畫其オシ處ノ形幾(カタ)ツモ覺タル故ナリ是ヲ以テ見ル寸ハ病ヲ診察スルモ全ク此ノ如キモノニテ兎角丁寧ニ此方ノ見覺ノ形幾(カタ)ツモテキル寸ハ自然ト其病ノ深淺吉凶ヲ見分ル﹁分明ナリ

【p19】医療に携わる者は心がけ次第で，さまざまのことのなかに医の道の法則を見出すものである．最近，鶴を描いた宋画を入手し，壁に掛けて毎日眺め，詳しい人にその画法の素晴らしさについて教えてもらう機会を得た．また，飛鳥井家で実物の鶴の姿を見たりなどして，近頃では鶴の画の見方が随分と変わってきた．そこで，以前から所持していた別の鶴の画を壁に掛けてみたが，以前は大変良いと思っていたその鶴の画が，宋画に比べてみると見られたものではない．【p20】このようなことは，病を診察する際も同じで，自分に病を深く診察する型ができると，病の見分けが以前に比べて自然とはっきりしてくる．

解説

初編最初の部分のみ原典も示しました．漢文ではなく，漢字とカタカナが入り交じった文章ですので，漢文に比べれば遥かに読みやすいと思います．一字一句の直訳はしていません．文意が通じ，すらすらと読み進められることを最優先としています．以後原文は載せませんので，原文に興味のある方は，「近世漢方医学書集成15　蕉窓雑話」和田東郭（名著出版）をご覧下さい．

マイスター必須知識　無法の法

　【p20】診察の方法といっても，特別な手順があるわけではない．ところが，最近いわゆる古方者流と称している人たちの多くは，昔の法則ということを主張し，その根拠を箇条書きの教えに求めている．そうすると表向きの形はできるが，それだけの治療で終わる．それはフローチャート的処方というものである．実際の生きた治療法というものは，そうではない．

　なぜなら，まず間欠的に発熱し肋骨弓下の圧痛・嘔吐などがある場合にはまず小柴胡湯❾の症状と言われている．【p21】確かに多くはその通りであるが，病人を精密に診察すると，小柴胡湯❾に限らず，いろいろと使える薬がある．一般的な処方だけで治療が上手くいくなら，古来の文献をよく読み覚えておきさえすれば，それだけで上手くいくはずであるが，実際はそれだけでは上手くいかない．一見同じに見えても，わずかな所見の違いから，処方する薬も変わっていく．型や法則だけで上手くいくのなら，それさえ覚えておけば治療の上手下手ということはないはずである．大承気湯❶㉝と四逆散㉟は大いに違うが，その見た目の症状はよく似ていて区別しにくい．【p22】つまり，この2つを並列して考えることが，実際の生きた治療法である．つまり，法にこだわりすぎれば法を生かせず，臨機応変が生きた法だということである．実際の治療での生きた法とは，型や法則に縛られず，無法の法というものが，真の生きた法である．

原文

原文には：突付学問，古方者流，術ノ巧拙

解説

　原文には「突付学問」とあります．「フローチャート漢方薬治療」は和田東郭に言わせれば，間違いなく「突付学問」です．まず「突付学問」で漢方の良さを体感し，そして漢方の利点欠点が腑に落ちた後に，無法の法に少しでも近づいていく努力が必要です．一流になってからデビューしろと言ったのでは，現代西洋医学の治療で症状が改善しない患者さんで，そして保険適応漢方エキス剤で治る可能性がある患者さんが可哀想です．

和田東郭の無法の法のたとえとして有名な文章を以下に引用します．
「方は自由に取りすえることなり．是は脱肛の薬，是は下血の薬としては面白からず．たとえば摺鉢は味噌をする道具だが，灰を入るれば火鉢にもなり，また土を入るれば植木鉢にもなり，水を入るれば水鉢にもなり，逆さまにすれば足台にもなる．薬方もかくの如く考え工夫すべし」
　この文章は東郭医談（清州副言）「近世漢方医学書集成 16」（名著出版）に載っています．東郭医談（清州副言）とは華岡青洲の加筆も載っているもので，文中の震曰くという下りが華岡青洲のものです．「近世漢方医学書集成 16」には東郭医談も載っていますが，そちらには少々違う文章で記載されています．

蕉窓雑話　初編

マイスター必須知識　祇園での坊主頭

　【p22】診療法は，他の物事にたとえてみるとわかりやすい．一般に，術というものは，抽象的に論じるよりは，たとえてみるのがよい．祇園の二軒茶屋のようなところで，5〜6人が腰掛けているところに，【p23】下河原のほうから坊主頭で大小の刀をさしたものがやってきたとしよう．腰掛けている者が，あれは何者だろうかというときに，ある者は法親王の坊官だと言い，ある者は山伏だろうと言い，またある者は五山の行者であろうと言う．衆評が一致しないが，よく見分ける者がその人の品格や身なりを見ると，どの判断も誤りで，隠居した侍だったということがある．

マイスター必須知識　無法の法を工夫鍛錬

　【p23】医者が病を診るのも，このようなものである．丸い頭で両刀を差している姿からは，先ほどのそれぞれの意見に合致するが，それだけから判断しようとすると見違えてしまう．とはいっても，侍の頭に「さ」の字がついているわけでもなく，山伏の頭に「や」と書いてあるわけでもなく，ただ自然とその人に備わっている品格や身なりからは，どことなく違う．【p24】その違いを見覚えるのが診察というものである．無法の法というのも，このことである．侍に「さ」の字，山伏に「や」の字がついているというのであれば，誰も同じように見違えることもなく，上手下手ということも

ないが，決してそのような訳ではないので，休むことなく専念して工夫鍛錬しなければならない．

> **原文** 原文には：ドコトモナク

> **解説**
> 現代西洋医学では診断検査法が進歩し，ここでいう侍には「さ」の字，山伏には「や」の字が付くようになりました．確定診断という言葉がそのことですね．全体を診なくても，確定診断が下れば，その後はいくら全体の所見を診てもあまり意味がなくなりますね．一方で，漢方は確定診断が下せない以上，常に全体を診て，いつも例外や，他の知恵があると思わざるを得ないのです．仕方なく全体を診ることも，西洋医学的診断治療と平行して行うのであれば，とても有意義と思っています．

マイスターを気取るには　さまざまな物事に技術向上の手がかりが

【p24】工夫鍛錬という気持ちが切実であるなら，庭の樹木を見ても，山に出かけても，水辺に出かけても，あるいはたばこ盆1つを手にとっても，さまざまな物事の中に自ずと技術向上のための手がかりがある．一芸に専念して習熟しないといけない．いろいろなことに関心があると，術が一途に向上するということはない．【p25】関心が広がってしまわないように，1つに絞り，そこに心を集中し鍛錬するならば，努力相応の見識を持つことぐらいはできる．何も考えずとも踊っていられるくらいになるまでひたすら術を追究するべきである．

> **原文** 原文には：精妙，コリカタマリテ

マイスターを気取るには　【Case 1】備前の槍の家のはなし

【p25】あるとき，きわめて愚かなものが跡取りとして生まれた．友

人との挨拶もできない．主家への毎月1日と15日のお勤めも時々忘れる．ところが槍の術においては極意を極め，誰もかなわなかった．その槍術の腕前で家の存続が許されていた．【p26】確かに愚かではあったが，槍術に関してはさまざまな工夫をしていた．用事のない日にトイレに入ると，1時間も2時間も出てこなかった．家の者も心配になり窓から様子を窺った．トイレには箸が用意してあり，その箸を両手に構え，左右から付き合い，槍を使うまねをし，納得できるとニコニコ笑い，そうでないと顔に皺を寄せて考え込むこともあった．食事の時間が過ぎていると聞いて，やっと驚いてトイレを出るということもあった．【p27】このぐらいの精進をするから極意の境地に至ることができるのだと戸田先生がお話になるのを聞いて，その度に感動したものである．

原文 原文には：厠（カハヤ），窺見レバ（ウカノヒ）（原本にルビ有）

【Case 2】鞠の名人

【p27】また，蹴鞠（けまり）の家系に生まれ，その芸の境地に達した人がいた．この人は7歳のときから70余歳まで毎朝未明から起き，毎日鞠を蹴る日課を怠らなかった．そしで雨の日には家の中で蹴った．夕刻を過ぎて鞠が落ちてくるのが見えなくなっても，失敗はなかったという．一芸に秀でる人は，皆このようなものである．私たちも自分の仕事に関しては，このように努力したいものである．

自分だけを愛してはダメ

【p27】医者が心得ておくべき大切なことがある．病人を治療する際，まず最初に自分の心の中に1つの思いがよぎる．それは，この病人の治療を失敗したら，【p28】世間の人が私のことを下手な医者だと言い，病人の家族が私の責任を追及するだろうという懸念を抱く．そういった雑念が大切な病気の原因を見誤らせることがある．つまり，人々の苦しみを救い，人々を愛する職業だというのは表向きのことで，実は自分の利しか考えていな

い．自分だけを愛しているというのが真実で，それは不誠実の極みである．このような医者はどれほど努力しても，その術を極める境地に決して至ることはできず，人々にもよく思われない．

マイスター必須知識　自分の手で病人を打ち殺すぐらいの覚悟で

【p28】人の命はきわめて大切なものであるから，患者が重病と思われたならば，生死は予測しがたいこと，そして自分の医術の限界も家族に十分説明しないといけない．その上で，家族が生死の決断をし，それでも自分に治療を任せるというならば，できる限りの治療を施すべきである．【p29】後日生じるであろう噂などを気にかけず，どうにかして病人を救いたいと思う真心だけで，無心に患者と向かい合い，他に煩わすものが何もないという精神状態で，自分の力量の限りの治療を施すとよい．もしも自分の思うように治癒しないときは，自分の手で病人を打ち殺すぐらいの覚悟を決めて，他人が何を言おうが気にかけず，一心不乱に診療と処方に専念するとよい．そうすれば，たとえ治療効果が上手くいかなくても，自分の誠実な思いは人の心に伝わるもので，決して自分が憎まれるということはなく，かえって深く信頼されるものである．それは，私心で医療に携わるのではなく，力の限り真心を尽くすからである．

原文
原文には：褒貶毀誉（ホウヘンキヨ），生死不測（ハカラレザル）（原文にルビ有）

解説
東郭先生医則での心得を説明しています．

マイスター修業中　急性伝染病

【p29】急性伝染病は年によって症状が異なる．【p30】突然の身震いと発汗が起こると治癒するとも言われるが，いつもそうとは限らない．傷寒論は時代を超えての不出の名著なので，病の症状が異なっていたとしても，その変化に応じながら参考にすべきである．

もし，昔の人が言うように，最初から急性期ではなく発汗し，桂枝湯 ㊺ や麻黄湯 ㉗ の類を用いにくい場合は，柴胡剤からはじめるとよい．また承気湯は病気の原因を追い払うためのものであるので，便秘にこだわる必要はないというあたりは，承気湯の使い方をよく理解している．

> **原文** 原文には：温疫論，戦汗，呉氏（温疫論の著者），邪気，半表半裏，万代不易ノ法書，陽明篇，両胸心下ノ痞鞕

解説

承気湯は便秘にこだわる必要はないと書いてあります．

大承気湯 ⓭ は今日では下剤として扱われていますが，昔は下剤としてではなくさまざまな症状に使用されていました．それは大承気湯 ⓭ に含まれる大黄が，瀉下作用以外に，静菌作用，抗炎症作用，向精神作用などを持っているからです．古典などでは通常大柴胡湯 ❽ と同じぐらいのボリュームで記載されています．

承気湯は傷寒論で陽明病期の薬です．病邪が裏（消化管）に入ったときに，下すか吐かすかの治療を行うわけですが，下す漢方薬が承気湯類ということです．ちなみに，表証は太陽病とほぼ同じで，麻黄剤や桂枝湯 ㊺ などで発汗させて病邪を退治しようとトライします．少陽病は太陽病と陽明病の間です．表と裏の間です．つまり半表半裏と少陽病はほぼ同じ意味です．その代表的処方が柴胡剤で，柴胡剤の横綱が小柴胡湯 ❾ です．小柴胡湯 ❾ は別名三禁湯と呼ばれ，発汗もダメ，吐かせるのもダメ，下すのもダメといった意味で三禁湯です．

ところで蕉窓雑話のなかには，六病位を詳しく論じている部分はありません．太陽病，少陽病，陽明病，太陰病，少陰病，厥陰病という文言も実はほとんど登場しません．「陽明編に記載あり」などの文章が散見されるのみです．

疫とは急性伝染病と思われます．伝染病予防法は平成11年4月から，「感染症の予防及び感染症の患者に対する医療に関する法律」（感染症法）となりました．感染力によってもっとも危険な感染症である1類〜5類に分類されています．昔から知られている感染症を下記に挙げます．

1類：天然痘（痘瘡）
2類：コレラ，細菌性赤痢，ジフテリア（馬脾風），腸チフス，パラチフス
3類：昔の言葉に相当するものはなし
4類：狂犬病，日本脳炎，発疹チフス，マラリア（瘧）など
5類：アメーバ赤痢，梅毒，破傷風，水痘，麻疹，風疹，淋菌感染症，百日咳等

　昔は急性伝染病を「はやり病」と呼んだのでしょう．
　蕉窓雑話に登場する急性伝染病は，天然痘は「痘瘡」，麻疹はそのままの表記で，マラリアは「瘧」，梅毒は「梅毒・結毒」など，結核は「労瘵・労熱・労症」として，ハンセン病は「天刑病」，ジフテリアは「馬脾風」として登場します．
　天然痘は古代に朝鮮半島から日本に入り，江戸時代には土着のはやり病となっていました．高熱が3日ほど続き，その後水疱が顔から始まって全身に広がります．天然痘は種痘の普及で撲滅が進み，1980年にWHOが根絶宣言を行いました．天然痘の根絶は種痘による発症予防が行われたからです．種痘は天然痘の予防接種です．古くから天然痘患者の膿を健康人に接種して敢えて天然痘を起こさせて免疫を得る人痘法が行われていましたが，実際に重篤な天然痘感染を生じるリスクがあり普及しませんでした．1796年にイギリスの医師エドワード・ジェンナー（Edward Jenner, 1749～1823年）が，ウシの天然痘である牛痘の膿を用いた安全な牛痘法を考案し，これが世界中に広まりました．そして日本には1849年に伝えられました．そしてあっという間に全国に浸透しました．漢方ではできなかった天然痘の発症予防という方法に皆が驚嘆したことは確かでしょう．
　種痘はワクチンによる病気の予防や軽減化の先例です．その後，数々のワクチンによる予防が普及し，また抗生物質の登場もあり，子供の急性伝染病による死亡率は激減しました．
　麻疹（はしか）は約20年前後の間隔で大流行しました．江戸時代では，1607年，1616年，1649年，1690年，1691年，1708年，1730年，1753年，1776年，1782年，1803年，1824年，1836年，1862年に流行しています．1862年の流行では江戸だけでも20万人以上の死亡者を出しています．

赤痢は土着の病気となっており，飢餓のときなどに流行したそうです．
　コレラの記載は蕉窓雑話にはありません．コレラの世界的流行は1817年頃からで，日本でのコレラの最初の発生は1822年です．つまり和田東郭が逝去してから19年後です．1858年の大流行では江戸で23万人が死亡したとも言われています．
　またペストの記載も蕉窓雑話にはありません．ペスト流行は日本では1899年が最初とされています．

古典マイスター 【Case 3】譫言妄語に十一味温胆湯

　【p33】急性伝染病に対して，大柴胡湯 ⑧ あるいは大柴胡加芒硝湯などを用いて解熱した後，気力体力がひどく変動し，うわごとを言い，狂ったような状態になることがある．このときに，煎じ薬で攻めれば攻めるほどひどくなるということがあり，対処が悪いと必ず失敗する．かつて私もこのようなときに下剤を用いたが，なかなか治らなかった．ところが，ある医者がやってきて，十一味温膽湯を処方すると，1回服用しただけで，うわごとが止んだことがある．【p34】また，この状態は腹部診察での区別で処方がかわり，抑肝散 ㊺ を用いて治したこともある．

> **原文** 原文には：肝気，譫言妄語，疫症，湯液

マイスターを気取るには 鉄砲の弾を布幕で受け流すような治療

　【p34】病の勢いが強いときに，直接正面からその症状に対処する薬を用いると，かえって薬と病が反発し，症状の勢いが盛んになることがある．そのようなときは，鉄砲の弾を布幕で受け流すような治療をするとよい．これはあらゆる病に臨むときの心得である．
　たとえば，四逆散 ㉟ 加大黄などを処方すべき症状であっても，四逆散 ㉟ 加大黄では症状がかえって激しくなると思われるときは，まず理気湯というようなものを処方して，ひとまず和らげるのがよい．その後，和らいだところを見計らって，本来の症状に合った薬を用いると有効である．【p35】

治療術というのは，このようにどのようにも対処できる力量があってこそ，治すことができるものである．

> **原文** 原文には：幕ニテ鉄炮ヲ受ル

> **解説**
> モダン・カンポウ的立ち位置での，鉄砲の弾を布幕で受け流すような治療とは，主症状に対する漢方薬が効かなかったとき，または思いつかないときに，主症状ではなく本人が訴える他の症状を治してみてはといった立ち位置です．患者さんがどんな訴えをしていようが，疲れると訴えれば補中益気湯 ㊶ のような参耆剤を処方してみる，食欲がないと訴えれば六君子湯 ㊸ などの人参剤を処方してみる，なんとなく心身症のようだと感じれば柴胡桂枝湯 ❿ を試しに使ってみようといった感じです．こんなことができるのも漢方が生薬の足し算で，身体全体を治すしか知恵がなかった時代の叡智の結晶だからと思っています．

マイスター必須知識　傷寒論の処方で不足するところは傷寒論以降の処方で

【p35】一般に処方を選択する場合は，なるべく傷寒論の処方の中から探し，それでは不十分だというときにそれ以降の処方で補うようにするとよい．だからといって，何もかも傷寒論の処方にこだわるべきではない．傷寒論の処方の効能を十分に吟味して，それでも足りないところに近方を使用するとよい．

> **原文** 原文には：薬方ヲ取マハスニハ，古方中ニ求テ，近方ニテ補フ

> **解説**
> 浅田宗伯（1815〜1895年）の栗園医訓五十七則にも，「古方を主として，後世方を運用すべき事」と記載されています．広義の傷寒論＝傷寒論＋金匱要略です．

> マイスター
> 修業中

【Case 4】門人の西村孝安の病　東郭の往診で軽快

　【p35】門人の西村孝安が冬に病に臥して，そして春になっても治らなかった．一門の者が毎日訪れ，それぞれに処方を提案した．孝安は既に52歳で，その上，脈や腹の診察からも疲労があるということで，【p36】最初は補中益気湯 ㊶ を用い，その後，升陽散火湯に生姜，炒めた生姜，地骨皮などを加えたが治癒しなかった．そこで，私自身が足を運び診察をした．脈はぴんと張った弦のようで，舌には白苔があり，腹部診察では左右の肋骨弓下と心窩部が，竹を立てたように表面までつっぱり，診察する手を弾くかのようであった．【p37】そこで柴胡桂枝湯 ⑩ に芍薬甘草湯 ㊾ を合わせたものに黄参二分を調合したものを処方すると，腹直筋の緊張もゆるみ，舌苔も消えた．

> **原文**
> 原文には：労役，心下支結，拘攣，牢弦，医王湯，炒姜

> **解説**
> 　門人が毎日往診して治らない症状が，親分が診察して突然治ったという記載ですね．僕には，そんなに奥が深い，そして親分ほどの経験を積まなければ治せないようでは，なかなか普及しないと思ってしまいます．子分でもある程度の経験を積めば患者を治せるようなシステムが必要と思っていまいます．
> 　芍薬と甘草を含むものは腹直筋の攣急を緩和します．腹直筋は二行通りと表現されています．「二行通り」という記載は蕉窓雑話全体で数ヵ所見られます．

蕉窓雑話　初編

> マイスター
> 必須知識

意外にも真武湯 ㉚

　【p38】一般に，急性伝染病では高熱にうなされ，異常に喉が渇き，うわごとなどをいう．【p39】熱は火で焼かれるようであり，喉の渇きは焼け石に水をかけるようである．そして，うわごとは狂人が話すかのようである．多くの医者は，これを白虎湯が効く状態，あるいは承気湯が効く状態であるとする．確かに，それはもっともなことであるが，意外にもそんな状態に真

武湯㉚が有効なこともある．病人を診察するということはこのようなもので，わずかな違いを全体の中で見分けて薬を処方するかどうかで雲泥の差になる．見た目だけで即断することはできない．脈や腹を丁寧に診て，治療を施すようにしなさい．

> **原文** 原文には：大熱，煩渇，譫言，然ルニ存ノ外ナル真武湯ノ行所アリ

> **解説**
> 真武湯㉚は陰証の葛根湯①とも言われるぐらいに陰証の人に頻用される処方です．そしてなんでも治せる可能性がある処方です．
> そして大塚敬節先生はこんなコメントも残しています．
> 「その頃（戦後）は虫垂炎の患者も，たいていは真武湯㉚で治った．なんでもかんでも真武湯㉚がよく効いた．それ程，みんなが疲れ切っていたのである．その頃は，大柴胡湯⑧を用いる患者が少なく，大黄は余りいらなかった．人参，附子の時代であったが，田舎から出て来る農家の人達には，大柴胡湯⑧を用いてよい患者が多くいた」

【Case 5】柴胡剤ではなく犀角湯

【p40】ある病人がいた．発熱するが，夜中になると特に熱がひどく，もだえ苦しみ，心窩部から肋骨弓下の圧痛があり，下肢に浮腫がある．柴胡剤が効く状態だということで，小柴胡湯⑨を与えたが効果がない．病状はますますひどくなる．私が診察してみると，この病人は普段から腹の皮が背中にはりつくようであったから，犀角湯を与えると，日も経たないうちに軽快した．

> **原文** 原文には：胸脇苦満，心下痞鞕

> **解説**
> 犀角湯は，浅田宗伯の勿誤薬室方函口訣では「此の方は傷寒大勢解す

る後，心胞絡に余熱畜在して，心煩，驚悸などあり，小便赤濁，或は微咳嗽する者を治す．其の他，雑病に運用すべし．蕉窓雑話に治験あり．熟読すべし」とあります．和田東郭が頻用したのですね．

　胸脇苦満は柴胡剤を処方するヒントですね．問題は胸脇苦満があるから柴胡剤でなければならないかということです．和田東郭は蕉窓雑話全体を通じて，いろいろな所見から総合的に判断しろと述べています．つまり，多くの所見はすべてヒントで，それを組み立てながら適切な処方を選び出そうということです．現代西洋医学に間々見られるような1対1の対応はないのですね．

　腹診の位置づけに対する大塚敬節先生の考え方は，ご自身の腹診所見に関する以下の記載で明瞭になります．

　「私（大塚敬節先生）も30数年前に湯本求真先生（1876～1941年）に診ていただいたときから，右に胸脇苦満があるといわれた．そしてこの胸脇苦満は今に至るまで厳然として存在している．若しもこの胸脇苦満を目標にとって，薬方を選定するならば，私はいつも柴胡剤を用いなければならなかった筈である．ところで多くの場合，この陳久性の胸脇苦満を目標とせず，麻黄湯 27，葛根湯 1，八味地黄丸 7，大建中湯 100，人参湯 32，半夏瀉心湯 14，呉茱萸湯 31 などを私は用いた．そしてそれで奏功したのである．してみると，腹診に際しては古くからある腹証と，新しく現れた腹証とを弁別しなければならない．この弁別に際しては，患者の主訴や脈診が重大な拠り所となる．いかなる場合でも，腹証だけで，薬方を決定してはならない．胸脇苦満があるからといって，それだけで柴胡剤の証だと決めてしまうことは危険極まりないことである」

　また，大塚敬節先生は，通常言われている腹診所見とは正反対でも漢方薬が有効なことがあり，例外はいつも存在するとも指摘しています．

蕉窓雑話　初編

マイスター修業中　**生地黄と熟地黄**

【p45】生芋と熟芋の区別は，生柿と干し柿，あるいは生ブドウと干しブドウの違いのようなものである．生芋はさっと解熱させるのが早い．干しぶどうの甘みではもたもたしてしまうところを，おろし大根にてスッとす

る要領である．

> **原文** 原文には：ムックリトシタル甘味，オロシ大根ニテスット

> **解説**
> まず，苄とは地黄のことです．地黄には生地黄，乾地黄，熟地黄とあります．生地黄は生の地黄で通常は手に入りません．乾地黄は乾かしたもの，熟地黄は蒸したものです．本物の生地黄は砂の中に保存するそうです．熟地黄のほうが滋養強壮の効果がより高いと言われています．

【Case 6】大津のある役人

【p45】大津のある役人が急性伝染病を患った時に，しゃっくりが5，6日も続き，少し下痢をして，脈の性状が次々に変化した．多くの医者は体力低下がひどいということで半日手をこまねいていた．私が診察して，次のように言った．【p46】「これは体力低下ではなく，良い兆しである．朝から夕暮れまでの変化のない脈なら，もっとも恐れるべき悪い脈だが，この人はそうではない．これは気力がひどく高ぶっているために，このような脈になるのです」そして，四逆散㉟に生苄（＝生地黄）を加え，古金汁を入れたものを処方し，門人を残して帰った．3回飲む頃には，脈の性状や症状も安定し，それから次第に回復していった．

> **原文** 原文には：脱候，肝気

【Case 7】男が自分の妻の病状を泣きながら言うには

【p50】ある男が自分の妻の病状を泣きながら言うには，妻も最初の頃はわずかな体調不良に思われたが，その後ひどく疲労し，命にかかわる状態になった．食事も摂れず，下痢し，時々うわごとを言い，唇や舌も乾燥している．さらに，小水がでなくなり，腹水が溜まった．その腹を押すと音が

する．そこで柴苓湯 114 を用いたところ諸症状が楽になり，下痢も止まった．うわごとと耳が聞こえない症状だけが残った．そして，升陽散火湯に薯蕷（＝山薬，ヤマイモ），生芐（＝生地黄），犀角を加えて軽快した．

原文 原文には：労倦，水飲

解説
保険適応エキス剤の柴苓湯 114 は小柴胡湯 9 ＋五苓散 17 ですが，ここでは小柴胡湯 9 ＋猪苓湯 40 です．蕉窓雑話の付則にそう書いてあります．
ところで，「水飲」という文言は蕉窓雑話には約 50 回登場します．

眼中に精彩があり美しすぎるのはきわめて悪い状態
（マイスター修業中）

【p52】急性伝染病にしても他の病にしても，重い状態になって，かえって眼の輝きが増し，美しすぎることがある．これはきわめて悪い状態である．これも見誤るもので，結核の終末期などには特にこのような状態が多い．肺部に強く症状が集まり，肩や背中，その他の肉がひどく落ちても，顔色はいっこうに変わらないことがある．重い状態であるのに，女性の場合はとりわけ美しく見えることがある．

原文 原文には：労症，精彩

解説
結核は昔から美化されて表現されます．小説や映画などでもそうですね．僕は小説や映画の世界だけかと思っていましたが，重病になって美しすぎる状態となることを和田東郭は知っていたのですね．一方でハンセン病は蕉窓雑話では天刑病として記載されています．こちらは映画などでも決して美しくは描かれません．感染力が西洋医学的薬剤でコントロールできるようになってからも，ハンセン病に対する蔑視はつい最近

蕉窓雑話 初編

まで続いていました．

マイスター修業中　舌の所見から

【p53】舌が紅色でぬんめりし，光っていて，舌全体の形がまとまらず，丸く厚く柔らかく見えるときは人参や附子を用いる．けれども，その舌が，附子剤を用いてざんぐりするようになってしまうのは極めて難治である．【p54】また，汗が出ず，うわごとを言っている状態で，舌の黒く焦げたところが押し潰されたようになり，乾燥して赤ギレのように裂けた所から血を出し，病人が立ち騒ぐ場合も附子を用いる．

【p56】また，舌が一通り剥げた場合は，石膏を用いるものもあれば，附子を用いるものもある．また四物湯 71 の類を用いるものもある．この見分け方はとても大切なものであるが，言葉で言い尽くせるものではない．

原文

原文には：ヌンメリ，ザングリ，赤ギレ，虚実，陰陽

解説

現代医学的検査がない時代，診られるものを一生懸命診たのです．ですからここに書いてある舌や脈の理論構築をわれわれはすべて理解する必要はありません．敢えてここで削除せずに載せたのは，昔の思考方法の断片でも覗く機会になればと思ってのことです．

舌の所見も「文字で言い尽くせるものではない」と書いてあります．確かに写真がない時代，絵と言葉だけで言い尽くすことは結構無理があります．

さて虚実はいろいろな説明があります．すべてを最初から理解しようとすると頭が破綻します．われわれは漢方の研究者ではありません．現代西洋医学だけでは困っている患者さんを漢方で少しでも楽にしてあげたいだけです．モダン・カンポウの立ち位置は処方選択のための漢方理論です．よって，虚実は消化機能と簡単に理解し，消化機能は筋肉量におおむね比例すると考えます．消化機能に影響を与える代表的生薬は麻黄ですので，麻黄がたくさん飲めれば超実証，飲めれば実証，少々飲め

ればちょっと実証，飲むと不快な作用がでれば虚証と理解します．また，虚証，実証は決まったものではなく，体調や年齢によっても変化するのです．そして漢方理論はすべてが相対的なものです．そう考えると多くのことがまず簡単に理解できます．

　また陰陽は基礎代謝とほぼ同じとモダン・カンポウでは理解します．子供は基礎代謝が亢進しており陽証，老人は基礎代謝が低下しており陰証です．子供を抱けば温かいですし，年寄りの脈を診ると冷たいですよね．つまり陽証はほぼ熱症と同じで，陰証は寒証と同じとまず理解します．そして処方選択のためには，寒証は附子や乾姜などの温める生薬を含む漢方薬でよくなる状態，熱証は黄連や石膏などの冷やす生薬を含む漢方薬でよくなる状態と理解すれば最初はわかりやすいですね．そして，自分がより処方選択の役に立つ漢方理論に出会えば，順次自分の理論を入れ替えていけば良いのです．あくまでも処方選択の役に立つという立ち位置で利用することが大切で，漢方理論のアナログの世界を必要以上に彷徨うことはやめましょう．

マイスター修業中　腹部診察について

　【p61】桂枝（桂皮）と芍薬を組み合わせて用いるのは，腹壁の表面に凝りがあらわれているのを治すためである．この状態は，大柴胡湯❽とも瀉心湯とも別である．慎重に処方しないといけない．桂枝（桂皮）は腹直筋の緊張に効くものである．芍薬も同様である．建中湯を用いる場合の腹部所見は，筋肉の固さが表皮に浮かび，腹壁の皮膚も薄い．【p62】大柴胡湯❽および四逆散㉟の場合は，腹部の皮膚のもう少し下で攣急するので，腹壁の皮膚が厚く感じられる．

原文
原文には：二行通リ，心下支結

解説
建中湯の腹は攣急が表皮に近く，大柴胡湯❽や四逆散㉟は厚い上皮の下に攣急を感じるそうです．柴胡桂枝湯❿の心下支結はうねり

をもつそうです．そんな知恵です．こんな腹診の違いは今日の漢方の教科書には書いてないですね．

四逆散㉟（門人注釈） 〔マイスター修業中〕

【62p】四逆散㉟の処方は，すでに忘れ去られていた中から先生が取り上げて以来，世間の医者もよく用いるようになった．四逆散㉟が有効な所見を十分に理解していないと，四逆散㉟の効果もあらわれない．四逆散㉟は元々傷寒論の中で詳しく処方するための症状が説明されていない．そのためこの処方を傷寒論の本論の記述に従って用いようとしても，それは困難なことである．

この処方は元々大柴胡湯⑧から変化した処方であり，熱がないから，大柴胡湯⑧から黄芩と大黄を除き，腹直筋の緊張を取るために甘草を加えたものである．

原文
本文には：方證相對，効験

解説

傷寒論では四逆散㉟が登場するのは1箇所です．
少陰病，四逆し，その人あるいは咳し，あるいは悸し，あるいは小便不利し，あるいは腹中痛み，あるいは泄利下重の者は四逆散㉟これを主る．
和田東郭は四逆散㉟の加減処方を中心として，四逆散㉟の使い方に優れていたそうです．実際に四逆散という文言は蕉窓雑話では約50回も登場します．そして晩年は約30処方を巧みに用いて万病の治療に当たったと称せられています．東郭先生医訓にある「方を用ゆること簡なる者は，その術日に詳し，方を用ゆること繁なる者はその術日に粗し」を実践していると言えます．その30処方が実際に何であったかは僕が調べた限りは不明ですが，和田東郭が治療の基礎として選んだ47処方は蕉窓方意解に記されています．

● 和田東郭47処方（蕉窓方意解）

小柴胡湯	温胆湯	香蘇散
大柴胡湯	竹茹温胆湯	行気香蘇散
柴胡加芒硝湯	浄府湯	分心気飲
柴胡加竜骨牡蛎湯	四君子湯	三和散
柴胡桂枝乾姜湯	異功散	半夏厚朴湯
柴胡桂枝湯	六君子湯	理気湯
四逆散	香砂六君子湯	寛中湯
抑肝加芍薬湯	四物湯	沈香降気湯
参胡芍薬湯	莎苓湯	蘇子降気湯
逍遙散	鎮火湯	治喘一方
升陽散火湯	加味四物湯	瓜呂枳実湯
補中益気湯	八珍湯	人参敗毒散
九味清脾飲	十全大補湯	駆風解毒散
七味清脾湯	滋陰降火湯	黄連解毒散
人参養胃湯	寧肺湯	涼膈散
柴葛解肌湯	八味腎気丸	

　また，浅田宗伯は勿誤薬室方函口訣の四逆散㉟の項目で以下のように述べています．「四逆散，此の方は大柴胡の変方にして，少陰の熱厥を治するのみならず，傷寒に痢を兼ぬること甚だしく，譫語，煩躁し，噦逆を発する等の証に特験あり，其の腹形，専ら心下及び両脇下に強く聚り，其の凝り胸中にも及ぶ位にて，拘急はつよけれども熱実は少なき故，大黄，黄芩を用ひず，唯だ心下両肋を緩めて和らぐることを主とするなり．東郭氏，多年此の方を疫症及び雑病に用ひて種々の異証を治すること勝て計べからずと云ふ．仲師の忠臣と謂べし」浅田宗伯は和田東郭のことを，傷寒論の著者である張仲景（仲師）の忠臣として尊敬していますね．

マイスター修業中　マラリア

【p64】マラリアが発症してから解熱するまでの間は，異常なまでに喉が渇いて薬を欲しがってもあげてはいけない．解熱しないうちに薬を飲ま

せると，かえって薬のせいでこじれて，解熱するのが遅れることがある．解熱するまでの間は，白湯か葛湯を飲ませるとよい．そうすると熱が約6時間続くものが約4時間程度でおさまる．また，マラリアには不思議なことが多い．【p67】マラリアには食事制限は必要ない．ナス，ゴマ，カボチャおよび酸味の強いものなどを世間一般では禁じるが，別に食べさせても問題ない．マラリアの薬として，柴胡桂枝湯❿に常山を通常の倍，加えたものを，朝から発熱するまで温服させ，湯を浴びせる．（日本の常山は効かない）．老人のマラリアでは，黄参の汁で熊胆を飲み込ませる．

> **原文** 本文には：瘧，煩渇

> **解説**
> マラリアはよくある病気で，あまり恐れていなかったようです．老人のマラリアには熊胆を使用していますね．平清盛（1118〜1181年）が高熱を出して悶絶し死亡した疾患は瘧でした．
> 　山椒は中国の蜀の国のものが優良品とされ，蜀椒とも呼ばれます．大塚敬節先生も大塚敬節先生の師匠の湯本求真も蜀椒が好きで，蜀椒を単独で他の漢方処方に加えていたそうです．保険適応漢方エキス剤で蜀椒（山椒）を含むものは，大建中湯⓴と当帰湯⓲です．大塚敬節先生は晩年，当帰湯⓲を頻用したと聞いています．湯本求真は大柴胡湯❽＋桂枝茯苓丸㉕＋大建中湯⓰，小柴胡湯❾＋当帰芍薬散㉓＋大建中湯⓰などを頻用したそうです．

【Case 8】 ある人のマラリア　そして養生を

　【p68】ある人がマラリアにかかったときの話である．1度治った後，再び発熱し，数日経っても解熱しなかった．私は鍼灸治療を勧めたが，他の医者はマラリアにお灸はダメだと言う．いわゆる「衆口金を鑠かす」ということで，灸治療がなされないまま日が経つばかりであった．その後，患者本人から灸治はどうだろうかと質問され，【p69】やっと私が以前より行いたかった灸治療が選ばれた．そして2度の灸治療で間欠的発熱はあっという間

になくなった．その数日後の往診時，こう言われた．「あれから次第に元気になってきたが，【p70】以前木曽の山道を通ったときに受けた病因が，今でも残っているようで，小便の濁りだけがいまでも続いている．それ以外は，日が経つにつれてよくなっている．そなたがいろいろと心配してくれたお陰である」私はこれに答えて次の様に言った．「既に灸治療でマラリアは全治しております．それなのになぜ熱が残るのでしょう．もし，本当に熱があるのなら，灸治療が害をなすはずです．今，小便が濁るのは，元からあった下腹部痛によるもので，それはここ何年か続いているものです．今になってみるとすべて下腹部痛が原因であったようです．また，マラリアのときも，薬剤については，度々お尋ねになりましたが，マラリアの影響はごくわずかなものと思われたので，薬剤はどんなものでもよかったのです．ですから五苓散⑰でも不換金正気散でも，他の医者の用いるものでよいでしょうと申し上げました．【p71】このような場合，組み合わせをいろいろと工夫するまでもないからです．つまり，今の段階になって大切なことは，日常の養生です．これからは努めて八味地黄丸⑦などを服用なさるとよい」と申し上げました．すると，「何でも遠慮せずに，考えていることを言い，指導してくれ」とのことである．そこで，【p72】「人間の子孫繁栄のエネルギーは時計の重りのようにとても大事なものです．ところが，今のあなたさまの重りは軽くなっています．さらに精力を消耗するようでは，ますます下腹部痛がひどくなります．そして下腹部痛のために，手足がけいれんし，脳血管障害の後遺症のようになったらどうしますか．【p73】これからますます子孫繁栄のエネルギーの節約が第一です．そのエネルギーを節約するには，セックスの対象である女性を遠ざけることです．たとえば，十分に満腹でも，近くに菓子や肴があると，思わず1つ取って食べてしまうものです．その物が近くにあるからです．隣の部屋にあるのに，わざわざ立ち上がって取りに行き食べることはありません．まずはその物を近づけないことです．養生の第一は性欲を慎むことです」

原文 原文には：邪熱，瘧，疝，腎気，時計ノオモリ，下元，中風，閨房，衆口金ヲ銷シテ

解 説

　日常生活の養生がきわめて大切と言っています．僕が漢方を教えて頂いている松田邦夫先生も常々「漢方は養生のひとつ」とおっしゃっています．適度の運動，精神管理，食事に気を遣うこと，禁煙などですね．昔は養生の中でも大切なものは性欲を慎むことだったのですね．和田東郭が養生として蕉窓雑話の中で運動を勧める文章は見当たりません．

　養生書で有名な貝原益軒(かいばらえきけん)（1630～1714年）による養生訓は1712年に書かれました．養生とは心気を養い，欲を抑え，外邪を防ぐことと考えられました．心気を養うとは，憂いを少なく，セックスを慎み，労働することでした．腹は八分目とし，欲しいままに生活することを慎み，そして外邪を防ぐことを心がけました．

マイスターを気取るには　マラリアについての経験則（門人注釈）

　【p74】私の故郷は水が豊富で，湿気が原因のマラリアが多い．マラリアにかからない者はいないほどである．人によって毎年かかる者がいて，これにかかると潜んでいる病気の原因を除くことができ，幸運だと考えたりもする．夏秋に多いが，四季のいずれにも起こる．他の地方からやってきた者がこれにかかると難儀することがある．土地の者はよく病状や経過をわかっており，他の地方から来たものほど不安がることはない．また，土地の者のほうが，症状も軽いようである．田舎の農夫達は，何の病かわからないうちは服薬するが，マラリアとわかれば薬はやめる．4，5回発熱した後は，路傍の地蔵を縛ったり，タニシを捕って祈るなど，願をかけているうちに自然と治ってしまうものである．けれども最初のマラリアは時間がかかり治りにくい．【p75】これも幼児の頃にかかると軽くてすむが，年長になってからでは重く，100日ほどかかることもある．けれども10回ほど発熱すると次第に軽くなり，たとえ熱が出ても病床にはつかず，何日かあけてわずかに間欠的発熱が続く．私なりに考えてみると，大抵の病には，慣れというものが関係していて，田舎の身分の低い者は軽くすみ，富貴の家の人は重くなりがちである．マラリアも，最近脚気に併発することがあり，どうかすると心不全を起こし死ぬ者もいる．薬で熱が下がるのは普通のマラリアである．人参養栄湯(にんじんようえいとう) ❿⓼ や補中益気湯(ほちゅうえっきとう) ㊶ が必要な状態まで進むと治療は難しい．小児の

瘧は回虫駆除剤の鷓胡菜湯で見事に治るものである．

> **原文** 原文には：湿邪，瘧，伏邪，地蔵，田螺，医王湯

> **解説**
> 瘧は「湿邪」が原因といっています．マラリアを媒介するのはハマダラカですから，確かに湿が原因ということも的を得ています．当時マラリアは頻発する風土病のようです．かかっておいたほうが他の病気になりにくい．他の土地から来た者では重くなる．子供は軽い．身分の高い者は重くなる．いろいろな経験則ですね．大抵の病気には慣れというものがあるとも言っています．現代の視点からは，免疫学的な記憶が誘導されれば，2回目の病気は軽く終わるということです．

古典マイスター　ひきつけ

【p76】ひきつけで，意識のない状態の者では，煎じ薬が入っていく場合もあれば，煎じ薬をまったく受け付けないこともある．この状態にはいろいろと工夫をしながら何回も大きなお灸をするのがよい．世間の多くの医者は50〜100回のお灸をして反応がないとやめてしまう．これでは足りない．かなり大きめの灸を，日夜を通して何回も行うべきである．重い患者の場合は，7日間毎日のお灸が必要なこともある．

また，急性伝染病のときにひきつけをおこすことがある．これもかまわずにお灸をするとよい．医者も一般の者も熱があるところに施灸するのをひどく嫌がる．だから病人の家族にもよくその理由を説明して灸治療をするとよい．

> **原文** 原文には：疫中に癇，人事不省，湯液，大灸，施灸

> **解説**
> 「疫中に癇」とは熱性けいれんのことでしょうか．詳細は不明ですが僕にはそう思えます．さて，和田東郭は蕉窓雑話を通じて，お灸の有用性

をあちらこちらで篤く語っています．一方で鍼治療にはほとんど言及していません．実際に鍼や灸という文言は蕉窓雑話の中で数ヵ所にしか登場しません．

> **マイスター修業中** 腹部診察の妙

【p79】半夏瀉心湯⑭，甘草瀉心湯，生姜瀉心湯が選ばれるときの腹部所見は，腹壁の硬さは必ず表面に浮かんでいるので，触ると手に感じやすいものである．三黄瀉心湯⑬や附子瀉心湯が適切な処方であるときの腹部所見では，腹壁の硬さは，腹底に凝り着いて，表に浮かんでこないために，手に感じにくい．柴胡桂枝乾姜湯⑪が適切な処方であるときの心窩部のわずかな硬さとは，腹壁の表面では硬さはわからないが，優しく撫でながら押すと硬さを感じることである．「三黄瀉心湯⑬に含まれている大黄だけでは力不足のときは附子を組み合わせて使用する．【p80】この附子は，病気を浮き立たせるためのものである」大黄と附子のすりあわせの具合を理解しておかなければならない．大柴胡湯⑧や四逆散㉟加大黄などは，三黄瀉心湯⑬に比べれば腹部の皮膚が強くしまっているのを柔らかくするものである．地黄剤に附子をすりあわせることもある．大黄とすりあわせることもある．【p81】また黄芩や黄連をすりあわせることもある．慎重に診察して，その場その場の判断でいろいろと組み合わせを考えなければならない．

> **原文** 原文には：痞，姜桂湯，心下微結，大黄黄連瀉心湯，痞鞕，病状腹候，按ズル

> **解説**
> また詳しい腹診の話です．半夏瀉心湯⑭，甘草瀉心湯，生姜瀉心湯の腹の硬さは必ず腹表に浮かんでいるので手に感じやすい．三黄瀉心湯⑬，附子瀉心湯などの腹の硬さは腹底に凝り着いて表に浮かんでこないために手に感じにくい．僕にはよくわかりませんが，実臨床で試してみましょう．なお，瀉心湯と呼ばれる薬には黄芩と黄連が含まれます．

実は他が有効ということも

【p81】長く続いている慢性の下痢などで，全体の様子からは，是非附子を処方しようという感じであるが，脈や腹を丁寧に診るとどうも附子ではよくないことがある．半夏瀉心湯 ⑭ に薯蕷（＝山薬，ヤマイモ）や生姜などを組み合わせないといけないことがある．これらの加減の仕方は，傷寒論に固執した医者などは笑うことであるが，実際の治療では必要とされる．症状によっては真武湯 ㉚ を用いてよいこともある．また，四逆散 ㉟ などが効く長い下痢もある．ともかく診察を丁寧にすべきである．

原文
原文には：古方リキミノヒンヒントシタ医ナトハ捧腹シテ笑フナレモ

解説
本文中では「古方リキミノヒンヒントシタ医ナトハ捧腹シテ笑事ナレドモ」といっています．和田東郭は，古方びいきというわけではないようです．むしろ，古方だけに固執するのは嫌いなようです．
慢性の下痢に熱服の真武湯 ㉚ は「フローチャート漢方薬治療」では第一選択です．四逆散 ㉟ はフローチャートにはありません．半夏瀉心湯 ⑭ はちょっとした腹下しには有効です．

石膏と附子の組み合わせ

【p82】石膏と附子とを組み合わせることがある．附子単独では反応が悪いと思うときに処方する．これは，石膏で附子の勢いを押さえるというねらいである．また，石膏を用いるほどでもないときには，附子に滑石を組み合わせることもある．猪苓湯 ㊵ に附子を加えるなどという類である．また附子だけでは心配だというときに，附子と生姜を組み合わせる．八味地黄丸 ⑦ がそうである．

解説
附子と石膏を組み合わせたものは，保険適応漢方エキス剤にはありま

せん．昔から「大黄，石膏，附子の加減がわかると一人前」と言われていたそうです．

ここまでの文章では確かにそれに通じることが述べられています．保険適応エキス剤で対応する場合は，エキスのブシ末がありますので，それを用いれば漢方薬の効果が増強します．1日量6gぐらいまでは特段問題はありませんが，心配な場合は1日量1gを2～4週間ごとに増量していけば安全で安心です．大黄の増量は，下剤として知られている大黄含有漢方薬である麻子仁丸 126 や潤腸湯 51，桂枝加芍薬大黄湯 134，大黄甘草湯 84，調胃承気湯 74，大承気湯 133，桃核承気湯 61 などの併用で行います．石膏は白虎加人参湯 34 や麻杏甘石湯 55，越婢加朮湯 28 などを加減します．

古典マイスター　薬剤の組み合わせ　モガリ

【p83】小鳥を捕る吹き矢にモガリをつけるといって，矢の先が鳥の肉の中に入って引っかかり，逆向きには引き出せない仕組みがある．薬剤の組み合わせにもこのようなことがある．済生実脾散などもこのモガリがある薬だ．木香，木瓜，檳榔，草果などがこれである．真武湯 30 などには，このモガリがない．

原文 原文には：モガリ

解説

モガリとはかえって傷つけるという意味でしょうか．上手く抜かないとダメということでしょうか？ 真武湯 30 にはモガリがないとは，使いやすいということでしょうか．確かに真武湯 30 は陰証の葛根湯 1 と言われるように幅広く使用できますね．その組み合わせに関して次の記述につながって行くのでしょう．ちなみに理中湯とは人参湯 32 のことで，附子理中湯は附子人参湯と同じです．附子理中湯の附子を桂枝（桂皮）に変えた桂枝人参湯 82 はエキス剤で存在します．

マイスター修業中　附子と大黄のすりあわせ

【p85】一般に古来の処方書を読む場合は，大黄と附子，または石膏と大黄，附子と黄連の組み合わせなどを中心に精読するとよい．【p86】一般に古来より組み合わされて用いられてきた薬方の中にも，四隅の重みのかかる所を支えている大切で，なくては困る柱のような処方と，その間の重みのかからないところにある柱のような処方とがある．間の柱は何をもってきてもいいので，竹でも杉でもよい．つまり建付けや修飾のようなものである．最近の処方の中にもどうしてもこの処方でなくては困るという重みを支える柱のような処方があるということは知っておきたい．

原文　原文には：スリ合セ，後世ノ方

解　説

四隅の重みのかかる所で支えている柱のような処方とは何かを教えてほしいですね．それがなくては困るという処方ですよね．代用が効かない処方ということですよね．さて，附子と大黄を一緒に含む保険適応漢方エキス剤はありません．また石膏と大黄を供に含む保険適応エキス剤は防風通聖散(62)です．

古典マイスター　【Case 9】25 歳男性の鶴膝風

25 歳の男性．4 年前から，右膝が少し腫れ，歩行困難で，鶴の足のようになっていた．腹を診ると，右臍下の拘攣がもっとも強く，そこを推すと右下肢が痛んだ．また，右膝の腫れたところは，左に比べると別の筋肉のようになっていた．【p87】最初に大黄附子加甘草湯を用い，その後四逆散㉟加良姜・牡蛎に劉寄奴を加えて用い治癒した．

原文　原文には：鶴膝風

【Case 10】背中のまがった35歳婦人

【p89】35歳の婦人．体格は12〜13歳の女子ぐらいで，背中が丸まり亀背のようで，両膝が曲がったままで伸びない．下肢の筋肉は痩せ細っているが，膝頭に凝りができて鶴の膝のようになっている訳ではない．また，月経も少しずつはある．脈は沈んでいるが緊張はある．腹部所見は，腹が背中に張り付いて，肋骨弓下には攣急した筋肉があり，胸背にしめ込んでいる．理気湯加山慈姑を与え，紫円を併用し，数ヵ月で全治することができた．

原文

原文には：虚濡

解説

紫円は巴豆と杏仁，代赭石，赤石脂の4つからなる漢方薬です．巴豆は強力な下剤で，作用が強すぎるために，保険適応漢方エキス剤には含まれていません．

文政6年出版と奥付にあります。文政は1818〜1830年の元号ゆえ，文政6年は1823年です．蕉窓雑話は1821年が初版とされていますので，この本の原本となっている本は初版本ではないようです．

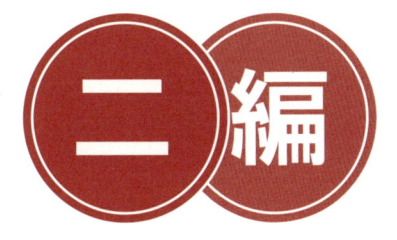

蕉窓雑話 二編

蕉窓雑話 二編

[マイスター修業中] 気持ちが不安定

【p109】このように太平の時代が続くと，気持ちが不安定になりヒステリー様症状を患うということがよくある．これは天地の気運がそうさせるのである．

【p112】このような病が発症するのは，理想が高すぎて思うようにいかなかったり，いろいろと迷って決断ができなかったり，高貴な身分や経済的に裕福な環境から貧賤な立場になってしまったり，あるいは，いろいろと不幸が重なって落ち込むことが原因である．そして，気力が次第に塞いで，伸び伸びとできなくなり，むしゃくしゃすることが多くなり，このような状態から身体にも多様な症状が生じてくることがある．一方で，そのような明確な失意や抑うつがないのにヒステリー様症状となるときは，生命力（子孫繁栄エネルギー）が弱まった結果である．

> [原文] 原文では：肝疾，肝気，腎元

> [解説]
> うつ病っぽい症状（気うつ）は，肝気が問題と言っています．太平の時代に思うようにいかないと生じるそうです．明確な失意がないのに発症するときは腎虚で生じると言っています．

[マイスター修業中] 最初は賢君と称される人

【p117】さて，昔から世間で賢君などと呼ばれている人をじっくりと観察してみると，最初の頃は賢人のように慕われていた人が，だんだん様子が変わり，問題が出てくることがある．このような例を考察するとどれも気持ちの持ちように問題がある．

たとえば，供の者を多く連れて屋外での仕事に従事したり，鷹狩りなどに出たとき，炎暑あるいは極寒の天候であれば，身分の低い者たちは，炎陽に照らされたまま笠をかぶることもなく，また寒風に吹きさらされているのに，背中が見えるほど高く尻をからげて，山を越え，水を渡っていく．その働く様子を見た主人は平気ではいられずに，「少し休憩させよ，ここで酒を飲ませよ」と命じる．「あの者たちが辛酸を嘗め苦労しているのに，自分だけが籠の中で安穏としているのは，【p118】生を同じくしながら雲泥の差である．これは天道に対しても畏れ多いことであり，何よりも見るに堪えないことである」と言う．それを聞いて周囲の者は驚き，「さても思いやりのある若殿様である」などと次第に賢人だという噂が広まっていく．

　ところが，最初のうちは，何事にもこのように行き届いた配慮を見せる人も，【p119】40歳にもなり，ますます慈悲の心が深くなる頃になって，意外なことに，心映えや行動に問題が目立ち始め，最初の頃の名声を汚してしまうことがある．つまり40歳を過ぎないうちは，賢君というような言い方はくれぐれもしないほうがいい．

　また，元々潔癖な性格の人は，穢れたものを見ると，わき起こる不快感を我慢できない．その穢れたものに触れたりすると，洗い流さないと少しの間も我慢できない．それと同じ道理で，下々のものが難儀苦労しているのを見ると，自分の気持ちが触発され，その居心地の悪さをそのままにできないのである．

　【p121】さて，気の持ちようのおかげで善行をしていながら，同じ気の持ちようが正常な状態でなくなり，異常に亢進してしまうと，かえって物事を壊してしまい，人格も荒廃させてしまう．【p122】たとえて言うならば，火はいろいろと役に立つが，あまりにも強すぎるといろいろなものを台無しにしてしまうものである．また，水というものが船を浮かべることもあれば，船を転覆させることもあるとたとえることもできる．気の持ちようも過不足ないバランスが大切である．

原文 原文では：肝疾，肝気，難儀苦労

蕉窓雑話 二編

> **解説**
>
> 「肝気」という言葉は蕉窓雑話には約60ヵ所で登場します．肝気は適度が必要だということを強調しています．陰陽虚実気血水でもなく，五臓理論（木火土金水）でもない思考方法ですね．漢方はアナログの世界ですから，特別間違っていなければどれもオーケーと思っています．むしろ，いろいろな理論が併存して，その矛盾に腹を立てるよりも，処方選択に有益であれば，病態の説明として理にかなっていればどれでもいいということですね．

度量の大きさ
（マイスター修業中）

【p124】度量の大きい人は，1度押さえ込まれても，その中でやりくりができて，なかなか気力が閉塞しないものである．【p125】これをたとえると，きわめて狭い場所に植えた木などが，上に向かおうとして障害物がある場合はもうそれ以上伸びることはできず，横に行こうと思っても，障壁があり叶わず，その場でぐるぐるとうっ屈するばかりである．それに比べて，広い庭に植えた木は，たとえ上から押さえ込まれても，それなりにくぐり抜けて，最終的にはどこかの空間に伸びていくものである．

> **解説**
>
> 確かに心の余裕が大切ですね．人生万事が上手くいくことは少ないです．そんなときにどこかの空間に伸びていける余裕があれば，生き生きできますね．精神管理は特に現代ではより大切なのではと，自分で患者さんを診ていてそう思います．漢方は養生のひとつで，運動や食事管理や精神管理が大切と常々松田邦夫先生に教えられています．

漢の高祖，魏の曹操，そして太閤秀吉
（古典マイスター）

【p127】気の持ちよう，とくにチャレンジ精神は人間に元々備わっていなければならないものである．このチャレンジ精神が物事を成し遂げるのである．物事をなすには，このチャレンジ精神が1番重要なものである．ただ，そのチャレンジ精神が活発過ぎたり，一方で活用する機会がないと，

かえって害を生じることになる．要するに適切な機会があるかどうかで，禍福が異なるのである．歴史上の人物で考えてみると，名を残した人は誰もが大きなチャレンジ精神を持っていた（漢の高祖，魏の曹操，そして太閤秀吉などの例を挙げている）．

原文 原文では：肝気

【Case 11】 丹波亀山の家中の松平家の人

【p132】丹波亀山の松平家の人．元々乗馬を好む人であったが，最近ヒステリー様症状になり，呼吸が乱れやすく，乗馬の稽古はまったくできなくなっていた．それでも遠くで火事が起こったときは，そこまで騎乗して行くことになるが，最初の1，2町は呼吸が苦しくなるが，それ以後は気が張って，普段よりも気分もさばけて，爽快になるという．

原文 原文では：肝疾

解 説

1里は約4 kmで，36町です．ですから1町は約110 mです．
出だしはダメだが，そのうち良くなるということですね．気合いで頑張れば何とかなるとも表現できますね．実際そんな患者さんもたくさんいます．

【Case 12】 以前所司代を勤めた太田

【p132】所司代を勤めたことがある人のはなし．ヒステリー様症状のために，頭の異常な冷えを訴え，普段は昼夜とも綿帽子で月代(さかやき)を覆っていた．けれども，出仕のときは，衣服や大小刀をじっくりと点検し，供回りもそろい，いざ出仕というときになると，立ち上がるやいなや，その綿帽子をさっとむしりとって畳の上に投げ捨てて出かけた．そして帰宅するとそれま

でと同じように綿帽子をかぶらないと少しの間も頭の冷えを我慢できなかった．

> **原文** 原文では：肝疾

> **解説**
> 普段は頭冷のために綿帽子が必要だが，いざというときは不要だということですね．気持ちの問題ということですね．今で言う「気合い」が大切ということですね．月代(さかやき)は江戸時代の男性の髪型の1つです．頭髪を，前額側から頭頂部にかけて半月形に抜き，または剃り落としたものです．

マイスターを気取るには　死のケガレ

【p136】死のケガレに近づくことを理由なく忌み嫌ったり，話で聞くことも嫌がる人がいる．これもつまりは傲慢ということであって，単なるわがままな気持ちである．【p137】死に関することを忌み嫌う人でも，もしも，お上の命令で，死人を抱かないとその場で殺されるというようなときは，命令通りにするものである．ところが，自分のわがままが言えて，誰も咎める人がいないようなときには，死に関することを嫌い，近づかない．これは傲慢以外の何物でもない．このような患者の場合には，医者がよくよく道理を説き聞かせ，納得させた上で，敢えて死のケガレのある場所に行かせたり，葬礼の輿などに自分の体を触れさせる．そして確かに大丈夫という気分になると，病は消退し平癒するものである．

> **解説**
> 違う意味の気合いでしょうか．わがままが言える状態では病気っぽくても，お上のお達しなら頑張れる，その程度の病気ということですね．

マイスターを気取るには　気の緩みから生じること

【p138】長年太平の世が続き，戦乱の兆しも見えず，安楽な生活が

続くと，気が緩み病気になる人がいる．たとえば，同じ時代に生きるといっても，農民や飛脚のように，その日その日を暮らすことすら厳しい状態の貧しい人々が，この病気になることはほとんどない．つまりは，何事も自分の思うようになり，何かあると横になり，役に立たないことばかりを心配するということが積み重なると，このような症状が現れるのである．つまり，追い立てるように自分の体を動かし，仕事に精を出すと自然と余計な心配をしなくなるのである．多くの場合は自分の体が虚弱であると思い込み，大事にしすぎるのである．

解説
気の緩みで生じると断言しています．自分の思うようになる人の傲慢病ということです．追い立てられるようにその日を暮らしている人には起こらないということで，確かに現代でも当てはまると思います．

マイスター修業中　自分の一生を鳥餅の桶に足をつっこんでいるようなもの

【p138】生あるものには必ず死が訪れるというのが理である．いつまでも生き続けられるわけではなく，生も死もすべて天命によるものである．【p139】天命で生まれ，天命で死んでいく，そのことをどうして憂う必要があろうか．また，どうして他人の死を恐れる必要があろうか．たとえ死骸を舐め回しても，何故それで自分が死ぬことになるのか．このような理屈もわからずに，死のケガレを恐れるのは，愚かさの極みである．その愚かさに負けている間は，自分の一生を鳥餅の桶に足をつっこんでいるようなものである．その愚かさを打ち破ってしまえば，鳥が空に羽ばたくように，病はたちまち平癒する．この病を患う人の多くは，めまいがするといって，歩くのを恐れる．けれども，実際にめまいがして転倒することはない．まためまいがしそうなときには，敢えて走り回ると治るものである．

原文
原文には：眩暈

蕉窓雑話　二編

> **解説**
>
> 確かに実際には倒れることのないめまいの人は気合いでなんとか克服できることが多々あります．僕の外来に来るめまい患者さんも走らせれば元気になるのでしょうか….

マイスターを気取るには　養生を勧める方法

　　【p142】また，病をすごく恐れる人もいれば，病が原因で気が強くなりすぎる人もいる．また病を気にせず，ほったらかしにする人もいる．これはかえってよくない．どのような病気でも，養生が必要ということで，敢えて楽をすることはイライラするものである．このようなときは，こう言ってきかせてやるとよい．

　【p143】「病気になってもなかなか養生する機会を持てないのが普通だが，あなたは幸いにも養生できる．先祖か主人の残してくれた恩恵のお陰である．こんなことはなかなかありえない幸運だと思い，この機会によく養生し，治った後は仕事をしっかりやろうと考え，休んでいる間は，一生に何度かの長期休暇だと思って養生すれば，幸運を生かすことにもなる．せっかくの機会にイライラしては，かえって幸運に背くことになるし，病にもよくない」

　また反対に，込み入った病状の患者を治療せずに放置し，重大な事態になるのに，家の仕事などをやり過ぎ養生を怠る人の場合は，「この病をそのままにしておいて悪くなり，死ぬようなことがあったら，家の仕事はその後どうなるのですか．今のうちに養生して，あとあと重症にならないようにすべきで，今は何もかも捨て置いて死んでしまったつもりになって，心配事をすべて忘れて養生しなさい」と説き聞かせないといけない．

> **解説**
>
> 　お話の仕方も上手です．確かにそうです．誰にどのように言うかが実は大問題ですね．ある症状に薬を出し，その効果や副作用を説明するのであれば薬剤師の先生の方が上手かもしれませんね．医師は薬を1つの手段として，患者さんの全体を把握しつつ，患者さんを治すことと思っています．

マイスター修業中　不眠に抑肝散 (54)

【p149】不眠の症状がある場合は，四逆散㉟ではもうひとつ効果がはっきりしない．抑肝散 (54) を用いるべきである．抑肝散 (54) は，高ぶる神経を抑えてくれる．目がさえて眠れなかったり，気が急いて怒りやすくなるという症状に用いる．逍遙散は，抑肝散 (54) ほど高ぶらず，鬱していてただ黙っているというような症状に用いる．逍遙散の薄荷は，薬味を調整するためのものである．例えば，葛煮にワサビおろしをのせるようなものである．薄荷の働きでスッとして，朮苓や柴胡などがよく効くようになる．

原文　原文には：葛煮ナドノ上ヘワサビノヲロシナドヲ

解　説

不眠には抑肝散 (54) の他，加味帰脾湯 (137)，酸棗仁湯 (103)，黄連解毒湯⑮などを使用しています．また柴胡を含む漢方薬で熟眠感が増すことはしばしば経験します．

蕉窓雑話と同じく和田東郭の門人筆記である蕉窓方意解の抑肝散 (54) の項目に，「肝気を潤し緩むを以て主とす．故に世常に芍薬甘草湯を合してこれを用ゆる」と記載されています．抑肝散 (54) には甘草が含まれていますから芍薬を加えたのですね．

マイスター修業中　気とこころ

【p150】人に勝とうとして，及びつかない望みや限りない願望を抱くと必ずチャレンジ精神が闇雲に動くことになる．そうすると精神の司令塔である心を損じて消耗性疾患となると言われる．しかし実は，チャレンジ精神の不具合による消耗性疾患である．

【p151】いろいろな思いを動かしているのは心である．失神した場合には，それまでの種々の心労も消えてしまう．心でいろいろ思い悩むから，気分の病気が生じるのである．つまり心が主人であり，それぞれの思いはそれに雇われた人である．この雇われ人がさまざまに働くから，仕事も成就し，いろ

いろな病気にもなる．主人の下で働く者がいないときは，仕事も成就しないし，病になることもない．

　心を補う薬というものはない．遠志や酸棗仁などは心を補う薬のように言われているが，実はそれぞれの思いを抑えるものである．雇われ人であるそれぞれの思いを鎮静させると，心は落ち着いた状態に戻る．もし雇われ人が働きすぎると，心が不調をきたすという問題も起こってくる．

　大工が誤って手足を切ったときなど，その切り口を抑えて，目を閉じ，息をつめてじっとしていると，血は止まる．心を鎮めていると血は止まると理解しがちだが，実はこれもいろいろな思いを鎮めている．だから心が鎮まると血は止まる．

> **原文**
> 原文では：気虚労役，肝虚労役，肝気，心ハ主人ニテ肝ハ役人ナリ，肝火

> **解説**
> 　肝火という言葉も蕉窓雑話ではよく出てきますね．約25回登場します．さて，記載はわからないこともないですが，大工のくだりはちょっと無理と感じてしまいます．遠志を含む保険適応漢方エキス剤は加味帰脾湯 137，帰脾湯 65，人参養栄湯 108 です．酸棗仁は，酸棗仁湯 103，加味帰脾湯 137，帰脾湯 65 に含まれています．気持ちを鎮める漢方薬ですね．

マイスター修業中　【Case 13】　摂州高槻のある女性（蕁麻疹）

　【p156】体中を掻くとそのあとすぐに赤くふくれあがる人がいる．蕁麻疹のようなものである．昔，子供の背中に6文字の言葉があるのを見せ物にすることがあった．これも掻いて六文字の跡をつけたのである．さて，摂州高槻のある女性が，このような皮膚症状を長年患っていた．富農の娘であったので，各方面から婿になりそうなものを招いたが，5日に1度，または3日に1度発症したために，皆辞退した．そして婚期を過ぎてしまった．私の兄に治療を求めてきた．兄が，柴胡桂枝湯 10 を処方すると，全治した．

私は柴胡桂枝湯❿を用いることもあれば四逆散㉟を使用することもある．腹部を詳しく診察して用いる．

> **解説**
>
> 蕁麻疹に柴胡桂枝湯❿や四逆散㉟が有効なことは経験しますね．和田東郭の兄のことは蕉窓雑話の中でも時々登場します．東郭の父は摂津の国高槻の外科（瘍科）の医官でした．東郭はその末っ子です．

【Case 14】町奉行の罪人の吟味

マイスターを気取るには

【p157】町奉行所などで罪人を取り調べるとき，悪賢い罪人は自分の悪事を包み隠し正直者であるふりをする．このようなものはなかなか断罪するのが難しい．年功を積んだ与力などは，正直者を装った言葉を聞きながら，要点を聞き，矛盾をつき，真実を白状させる．そうなると最初言っていたこととは大きく異なり，予想外の大悪事なども白状し，その罪に服するようになる．医者が病を察するのもこれと同じようなものである．ややもするとよく似た症状で失敗するものである．よく似たものがわかっているときは難しいことはない．一通りの診察では消化機能の低下のように見えて，意外にもヒステリー様症状が原因のことがある．ヒステリー様症状という診断がついてしまうと，1番症状の強いものに対して，四逆散㉟にするか，附子剤にするか，下痢もあるから大黄も処方しようかと考慮して，処方選択を行う．このような心得がわかっていれば，最初から見方もかわってくる．

> **原文**
>
> 原文では：罪人ヲ吟味，脾胃虚，癇症

> **解説**
>
> 和田東郭は京都に住んでいたので，ここでいう町奉行書は京都の町奉行所でしょう．京都町奉行は京都所司代の指揮下にあり，東と西で月番制でした．与力20騎と同心50人を従えていたそうです．与力は騎とあるように騎馬を許されていました．
>
> あらかじめよく似たものがわかっていれば判断がしやすいということ

ですね．西洋医学で病気の診断を行うときでも，ある症状や検査値から考慮すべき鑑別診断が多数すらすらと浮かんでくる人は名医ですよね．今でも通じることでしょう．

> **マイスター必須知識**

【Case 15】下鴨神社の鴨脚

【p159】下鴨神社の人のはなし．その養子で 30 歳ほどのものが，両下肢麻痺を患い，起き上がれなくなって 1 年半が経過し，昨年の春に，私に往診を求めた．多忙で行くことができなかったが，秋になって再度使いのものをよこして懇願するので往診した．長い間脚が立たないので，大小便の際は，傍らから抱き上げて，オマルに乗せるそうだ．病室に行くと，戸口に 1 枚の張り紙がある．「病気中は気分がすぐれず，応対するのははなはだ迷惑であり，どなたもここから内にはお入りくださるな」といった内容である．月代(さかやき)は 2 寸ほどのび，髭もひどく伸び，顔面，手足とも垢まみれである．診察すると下肢には障害はなさそうである．

そこで「立ってみなさい」というと「立てるわけがない」と応える．「立つことができる脚だ」と言うと，「この病には，事情があり絶対に立てない」と応える．「無理矢理でも立ってみなさい．ダメなら，手助けをしてもらっても立ってみなさい」といい，無理矢理立たせると，案の定，倒すといいながらしっかりと立っている．私が手を引いて，10 畳の部屋を 1 周歩かせた．

次に，風呂を用意して湯に入りなさい．布団は整理しなさい．月代(さかやき)や髭は剃り落としなさい．髪も結ってください．そして「私が来るのは今日限りです．2 度ときません．この次からは，そちらが私の家にきてください」

それから 3 日して，駕籠に乗ったり歩いたりしながら，加茂から柳馬場の四条までほぼ 1 里のところにある私の家までやってきた．それからほどなくして全快し，その後も元気である．

> **原文** 原文では：ニカゴ，丸

> マイスター
> 必須知識

【Case 16】西六条に住む大工頭の未亡人

【p170】西六条に住む大工の未亡人で 59 歳になる人が，病を患い，長年鬱々としていた．子供が 8 人いたが，2 年間に急性伝染病で 7 人が死んでしまい，わずかに娘が 1 人残っていたが，その子も一昨年疫病で死んだ．私は子供達が病気になった 15 年前に，3 人を治療したが，それっきりになっていた．

一昨年の娘の死後，すっかり弱り果てて，ただ鬱々としている．不幸を嘆き，涙を流す姿を見て，「もっともなことだ」と皆でなぐさめ，本人の病は心を病んで消耗したということになっていた．そして往診時も横になっていた．「今晩こそは，調子が悪くなりそうだ．今夜限りで死んでしまう」と嘆いている．そして先に死んだ娘が産んだ孫を呼び寄せている．悲しみに耐えられない様子で，孫をみては涙ぐみ，目を泣きはらしている．毎日騒ぎ立て，食事も進まないそうだが，まだまだ肥えている．それで，「人がいつ死ぬかは自分ではわからないもので，死ぬぞと騒ぐ人は，かえって死なないものです」と言って薬を処方して帰ってきた．

翌々日に再び往診の依頼があった．熟慮の上，病人の凝り固まった考えを砕いておかないとならないと判断した．「そのようにうめくのをやめて，よく聞きなさい．あなたは本当にうろたえ者であり，たわけ者だ．忙しい私を三条から六条まで引っ張り出して，どんな大変な状態かと思えば，たいしたことはないではないか．棒で打っても死にそうにないのに，家中の者に徹夜で看病させるとはどんな了見か」

「人というのは，元々何もないところから生まれて，何もないところへ戻っていくもので，生きるということは死ぬことです．死生というのは，皆天が命じるもので，人が勝手にどうこうできるものではない．人である限り，千年も万年も生き続けることはできない．わずか 100 年の間に誰でも死んでいく．その決まり切ったことでうろたえ騒ぐとは何事か」と言うと，「私は，命を惜しむわけではありません」と応えた．そこで，「命を惜しむからこそ，このように人を呼び寄せて，いろいろと騒いでいるのでしょう」と少しずつ時間をかけて話しているうちに，顔色が大変に良くなってきた．「それではまずお茶でも 1 杯飲みなさい．そして病気の説明をしましょう．このように鬱々として長く床を上げないという病気は，貧しくて明日から炊く米もないとい

蕉窓雑話 二編

うような状況の人にはあり得ないことです．たとえ少しばかりのうつ症状があったとしても，米1臼を手に入れなければ晩に炊くものもないというような状態なら，寝ていられるはずもない．このような病にかかるのは，寝ていても飢えてしまう心配のない人です．病の根源は，傲慢さにあるのであって，ご先祖さまから受け継いだ徳を忘れているのです」すると，意外にも「去年から養子の部屋を増築しかけていたが，それも見ないまま死んでしまうのかと思っていた」と笑いだし，気分がほぐれたようだった．そして本人を部屋に連れて行き「息が絶えませんか」と言うと，倒れんばかりに笑い出した．そして大いに謝り，私の指示に服した．そして，帰宅のときにその患者が見送らないので，「それはとんでもない不精者で，またあまりにも傲慢です．ここまで出て見送ってください」と言って，見送らせた．「次に私がくるときは，必ず送迎してください．また，あなたの方から拙宅に歩いてきてください．今夜限りで床も上げてください」と指示すると，「決してご指示には背きません」と応えた．

　このような症状でも，この例のように，大きな声できつく叱りつけて聞く場合もあれば，それではかえって聞き入れない場合もある．臨機応変の対応が大切である．相手に気を遣って，ただ気に入ることだけ言うのは，世渡り上手な人間のすることで，病人を叱りつけるにしても，逆に病人の気に入るようにするにしても，とにかく本心から病人の苦しみを救い，医者として真心を尽くすという心構えが第一である．

原文 原文では：気虚労役，光徳（カゲ）（原文にルビ有），世間者，
　　　　兎ニ角十分ノ実意ヨリシテ病者ノ苦ヲ救イ医ノ誠ヲ尽ス

解説

　わずか100年の間にみんな死んでいくとあります．昨今と同じで長寿の人は100歳まで生きるのですね．実際に養生訓には，「人間の寿命は100歳をもって上限とする．上寿は100歳，中寿は80歳，下寿は60歳である．60歳以上の人は長寿である．50歳でなくなっても，それは若死にとはいわない．長命する人は少ないが，それは養生を心がけていないからである」と記載されています．

最後の文章は心に染み入りますね．僕は世渡り上手な外来をするときは「患者様」と呼んでいます．通常の外来は「患者さん」です．患者様と言えばサービス業ですよね．けっして顧客の患者様のご機嫌を損ねることは言えません．医者の使命はときには患者を叱ることと思っています．ですから僕の外来は「患者さん」です．僕の外来トーク術は別書（「じゃぁ，死にますか？リラックス外来トーク術」新興医学出版社）を参考にしてください．

マイスター必須知識　【Case 17】大阪住吉の未亡人

【p181】大阪住吉の 32 歳の未亡人．めまいがするために 3 年間寝たきりとなっていた．足には何の障害もなかったが，オマルで用を足していた．

私のうわさを聞いて，治療を受けようと，自分から一念発起してやって来た．京都にやって来るのに，自宅の門前から布団に乗り，目をつむったまま，船着き場から船に乗せ，騒がないように配慮し，3 日かかって，やっと伏見に着いた．そこから大きな輿に乗せ，もう 1 日かけて木屋町二条までやってきて宿に泊まった．その翌日，私が呼ばれた．行ってみると，若い未亡人で，ずいぶんと大きい女性であった．いろいろと経過を述べた後，「大阪では，内臓が悪いと言われたり，血液の病気と言われたり，ひきつけ，むくみが原因などと言われました」と言った．そこで私は，「あなたの病は，傲慢な気持ちがひどくなったのが原因です．その傲慢さを治さなければなりません」と 2～3 度いやらしいほど繰り返して言ったところ，ひどく傷ついた様子であった．そして傲慢と言われても覚えがないという．そこで，「あなたは，若い未亡人が役者を呼んで遊んだり，着物や身の回りのものを買い集めたり，毎日珍しい料理ばかりを食べたり，異常に芝居を好んだり，舞妓や法師の類を集めて騒いだりすることを傲慢と思っているのでしょう」と言うと，「なるほど，そう言われば傲慢と思います」　そこで，「私が言う傲慢とは，そういうものではありません．そのようなことはしまりがないということです．先ほどから見ていると，多くの使用人を使い，何不自由なく暮らしているように見えます．おそらく家も長く続いているのでしょう．ところで，あなたは，この家の実の娘さんですか」と問うと，「確かに私はこの家の娘です．家柄はたいしたものではありませんが，かなり長く続いています」

蕉窓雑話　二編

「おごりというのは，そのようなことを言っているのです．家が長く続いているのはすべてご先祖のお陰ではないですか．今も寒い思いもせず，空腹で困ることもなく，身代も立派の様子です．よもやあなたご自身が苦労して稼いだ結果ではないでしょう」，「いかにもその通り，女の身でできることではありません」，「今，あなたが患っているのは，実はちょっとしたことで，飢えたり寒い思いをして困っている人なら，苦労とは思わないことです．もしお上から，あなたに呼び出しがあって，今日にも差し迫った急用があるので，急いで大阪に帰ってきなさい．そうでないと死罪になるということにでもなったら，倒れたりすることもなく帰れるでしょう．それなのに，女の人を集め，オマルに乗るときですら目をつむり，上等の布団にくるまり，すべてご先祖さまのお陰ではないですか．同じ未亡人の身で，今日働かなければ食べるものがないというようなら，そのように居心地よくしていられません．ご先祖様に感謝し，なんでも自由気ままにすることを止めれば，このような病にはなりません」翌日から拙宅に毎日通わせていると，程なく治癒し，大阪に帰っていった．そのときから数年経つが，今でも恩を忘れず，毎年，年始と盆には，わざわざ礼を言いにやってくる．

　ともかく，このような症状には，この病人はこの角度から説き伏せると納得するということを見定めてから，行わないといけない．もし，叱るところが不適切であると，受け入れないものである．

解説

確かに叱り方は相当難しいですね．僕も失敗することがあります．でも叱って失敗すれば，その患者は他の医者に行くでしょう．他の医者はたくさんあって，真剣に叱る医者は少ないのですから，僕はそんな役割でいいかと思っています．

マイスター必須知識　【Case 18】にせ物の奇石で気持ちから治療

　【p190】ある身分の高い人が同じような症状になったときに，いろいろな医者の言うことを疑い，ますます病が重くなっていた．私が診察して，「この病は内から起こったもので，今はとても疲れ果てているところがあります」と応え，帰脾湯(き ひ とう) 65 を主剤として処方し，「さて，症状はかなりのもの

で，元気の源が弱っているのですが，1つだけ方法があります．昔西洋から送られた大切な「奇石」が，私の家にあります．この石を掌におき，毎日さすっていると，石が熱っぽくなるに従い，掌に陽気が伝わり，次第に全身を巡ります．この石をしばらくの間お貸ししましょう．なくさないようにして，目の覚めているときは必ずなでていてください」といった．この石は，奇石ではなく贋物であるが，私の言ったことを遵守し，やがて回復した．これらはすべて気の持ちよう（気分転換の方法）である．

原文 原文には：内傷，虚脱，陽分，移精変気

解説

移精変気のわかりやすい例は，皇后陛下難産の話（詳細は「本当に明日から使える漢方薬 7時間速習コース」新興医学出版社 参照）：昭和天皇の皇后陛下の第3回目のご出産時は難産で，田口健二郎先生が呼ばれました．先生は陛下に，「お産はまだか，できればもう1人女の子がほしいものだ」と大きな声でおっしゃるように伝えたそうです．女の子ばかりが続いて悩んでいると，生まれないとの配慮でした．天皇陛下の一声で，無事に出産を終えたそうです．

【Case 19】備前の裕福な家の未亡人

マイスターを気取るには

【p193】備前の裕福な家の未亡人がめまいのために床から立つことができなくなった．数年さまざまな治療を試みたが，いっこうに治らない．そこで私の治療を受けるために京都にやってきた．多くの供を連れ，医者も同伴し，少々調子が悪くなれば，道端であっても薬を煎じて飲ませるなどして，1日に2, 3里ぐらいの旅程で備前から京までおよそ10数日をかけてやってきた．宿に着くとすぐに家人をよこして往診を願ったが，これまでの様子から心の持ちようによる病気と診断したので，「私の家まできてください」と言った．相手は再三遣いを変えて，往診を請うたが，決して出かけなかった．そして仕方なくやってきた．それで診察をしたところ最初に思った通りであった．同じように諭し，毎日私の家に歩いて通うように指示した．「途中で

倒れたらどうしましょう」と問うので，「これは気の迷いというもので，決して倒れません．途中であなたが倒れたら，私は胸を張ってこの仕事を続けることができません．そのときは医者をやめてしまいましょう」と言うと，その言葉に励まされて，帰り道から歩いて帰った．これは叱責してうまくいった例だが，中には，本当のことを言わないで，だますような方法をとらなければならないこともある．【p198】一般に病人に接するときには，相手の状態により，いろいろなやり方があるが，どのようなやり方も，結局は心から病人のことを思ってするのでなければ効果は現れない．おべんちゃらを言って，ごまかすことではない．

> **原文** 原文では：癇症，弁舌

医者は虫か蠅

【p199】また，身分の高い人などは，一般に医者などを虫や蠅のように思っているものが多い．しかし，その場の雰囲気に飲み込まれて，卑屈になっていては治療はできない．とは言っても，虫や蠅などのように扱われまいと，傲放で不遜になれというのではない．そのような態度では，かえって虫や蠅のように扱われる．礼節などは正し，相手が話すことも治療の害にならなければ話すままにさせておいてよい．また，自分の職分であり，相手のためになる養生は，身分の高い人であっても遠慮する道理はない．一通り話を聞いて，じっくりと相手の器量と才能の程度を見極め，自分の度量のなかに引き込んで説得するのがよい．

> **原文** 原文には：虫蠅，傲放不遜

解説

医者になるのに免許が必要になったのは明治からです．それまでは，だれでも医者になることができました．「犬の糞のように医者が転がっている」と揶揄されています．また，治療が上手であれば，どんな身分

であっても，高い地位に昇ることができました．ある意味，実力本位の世界とも言えます．高貴な人々や裕福な方々が医者を虫か蠅のように思っていることは別に不思議ではありません．

マイスター必須知識 【Case 20】 産後の心の病

【p200】ある女性が産後に心の病を起こして鬱々としていた．三井寺の黒薬というものなども兼用し，胸部には鶏卵ほどの塊がある気がして，心が落ち着かなかった．排便後に腹の状態が良くないなどの不平も言うので，ある日往診したときに「私の治療ではなかなか良くならないと思い，他の薬などを兼用するというのは，予想外のことです．黒薬などというものに頼るというなら，治療を止めさせてもらいます」と言うと，「是非，治療を続けてほしい」と言う．「今までは，病の実像を説明しなかったが，この病はヒステリー様症状です」，「ヒステリー様症状と言われると心に突き刺さるようです」と応える．「それなら，別の言い方をします．本当のところは，傲慢さです．恐れ多くも神仏の加護に感謝していないから起こる病気です．この間の少し難しかった出産のときには，たとえ自分が死ぬにしても，出産し終わってから死にたい，もし死なないで生きていられれば，どんなにうれしいことかと思われたに違いない．さて，やっと安産したときには，本当に涙がこぼれるほど嬉しく，もう他に何も心配ないと感じられたことでしょう．それから日が経つにつれて，産後の肥立ちもよくなると，それまでに思っていたことはすっかり忘れ，だんだん体調もよくなると，いろいろと不足に感じることも出てきて，少しでも気になることがあると，我慢ができなくなった．体調が良くなるにつれて傲慢になったということです．自分がわがままになったことを自覚できないのです．たとえば，道端でムシロをかぶって寝ている乞食の女房であるなら，このようなことにはならないものです．産後の肥立ちもここまで回復すると，日雇い働きをしている者の女房などは，米の臼も踏んだりする．それなのに，自由に養生できることはありがたいことだと感謝もせず，毎日不満ばかり言うのを神仏の加護に感謝していない病気というのです」

「たとえば，野原の向こうにある人家まで，寒風吹きすさぶ日に行こうとします．まず，町外れに出たときは，寒くて顔も上げることができないほどなのに我慢して進み，人里の藪の陰などに辿り着くと，ああ少し楽になった，

蕉窓雑話 二編

温かい所にくることができたと思う．さらに里の中を進んでいるうちに，いつの間にか先ほどのことは忘れ，寒さを感じ始める．やっと家に辿り着き，中に入るとこの上ないほど温かい．火鉢にあたって気持ちいいと思ううちに，いつの間にか背中に寒さを覚え，炬燵にあたりたくなる．それと同じようなもので満足するということがない．今もし，向かいの家から出火すれば，その場で立ち上がり，そのまま裸足で逃げ出すに違いない．本当に病で憔悴している者は，たとえ焼け死んでもそのようなことはできないものです」と諭すと，病人は大変感服した．

原文 原文には：三井寺ノ夢想ノ黒薬，癇症，冥加知ズ，菰

解説

　三井寺の夢想の黒薬とありますが，売薬は江戸時代には一大ブームでした．古来の漢方薬の他，南蛮，オランダからの薬物や薬草が渡来し，薬文化は豊かなものになりました．また八代将軍吉宗のころになると，薬の栽培が奨励され，各地で売薬が生産されるようになりました．東京の日本橋本町3丁目や，大阪の道修町はいまでも製薬会社が多数集まっています．

　冷え症は江戸時代にあったのでしょうか．僕の冷え症外来は全国から患者さんがきて大繁盛です．ところが，家の中でも火鉢しか暖をとるものがない状態では，寒いに決まっていますね．致し方なく寒さに耐え，必然的に寒さに慣れたのでしょう．そして，ほんの少しの火鉢の暖を本当にありがたいと思ったのです．今は冷暖房完備，ちょっと暑くても，ちょっと寒くても文句を言う人がいます．確かに辛いのでしょうが，本人の気持ちの持ちようも相当あるのではと最近思っています．

【Case 21】 ある武家の侍女

【p205】ある武家の侍女が心の病を患い，ひどいうつ状態で，何事をする気もおきず，長い間入浴もしていなかった．養生のために休暇をもらい京にきて私に治療を求めた．私は診察をして次のように言った．「この病気

は，私が言うことを守れば，間違いなく治る．そうできないというのなら私の関知するところではない．とは言っても，火を踏み，空を駆けろというような，人にできないことをしなさいというのではない．ただできないのではなく，やろうとしていなかったことをしなさいと言うだけである」と．めまいがするといって平らに寝ることもできず，布団を何枚も重ねて枕にしてもたれていた．そこで，木枕に変えさせ，次に，歯を染め，眉を剃らせ，爪を切らせるというように，1回ごとに必ず何か1つのことをさせた．最後には入浴させ髪を梳かせた．このようにして予定の日数が経たないうちに全快し，約束の期間がきたときに帰って行った．

> **原文** 原文には：肝疾

解説

　テレビの時代劇では描かれていない江戸時代のわかりやすい風景はお歯黒と思っています．結婚すると，みな歯を染め，眉を剃り，丸まげを結っていたそうです．また，「麻疹は命定め，痘瘡は器量定め」と言われました．痘瘡によるあばたは3人に1人にはあったとも言われています．そして町中には結構馬の糞が落ちていたそうです．また，梅毒の感染頻度は極めて高く，梅毒で鼻が落ちた人が多かったので，木の皮などで人工の鼻を作ったりする商売も流行りました．時代劇から想像する江戸の風景とは実際は相当異なっていたのでしょう．

　また，江戸時代の人の体格は小柄であったと思われます．将軍家の墓からの骨の観察と，等身大と思われる位牌から推測される将軍の身長は150 cm台で，150 cm以下の将軍もいました（「徳川15代将軍のカルテ」篠田達明，新潮社）．現代人と比べると相当小柄であったことが推測されます．江戸時代はたかだか200～300年前ですが，住環境，食生活，気候，そして人の体格なども今日と同じと思うことはむしろおかしいですね．そうすると昔の漢方が今日も有効なのでしょうか．漢方の有用性は実際に患者に使用して納得できます．ひたすら机上の学問を続けるよりも，実際に漢方を使用して現代医学の中での漢方の真の有用性に気がつくことが何より大切です．

> マイスター修業中

【Case 22】 丹波亀山の家中の松平家の人

【p208】丹波亀山の松平家の人．その人の主人が江戸で寺社奉行を務めていたときに，自分も一緒に江戸に出向いていた．公務の合間に，度々酒肉を飲食し，そのうえ猪の肉までも食べ，鼻から大出血をした．40人ほどの医者が順次呼び集められたが治すことはできなかった．3日経って，やっと出血も止まった．その後，頭の左が裂けるかと思うほどに痛み，昼夜おさまらなかった．そこで江戸を離れ本国に帰り，その後私に治療してくれと京までやってきた．その人は，面長でなつめのようであった．江戸での治療を聞くと，どの医者も地黄類の滋潤剤ばかりを処方していた．そこで私は麦門冬湯 ㉙ 加黄連・石膏を処方し10日も経たないうちに全快した．現在，この人は本国の月番の火消し奉行を勤めて，京に住んでいる．最近は左手が麻痺し，喘息も患っている．そこで，周りの人は，その仕事に耐えられないだろうと仕事を辞めるように意見したが，聞かない．公務を勤めるときは，全力を尽くさないといけない．たとえ，馬上から落ちて死ぬことがあっても本望であると．ところで，この人は普段は高いところへ上がっても，喘息がひどくて耐えられないが，火災があるときだけは，すぐに馬に乗り駆け出していく．そのとき，最初の1町ほどは息が弾んで苦しいけれど，その後は気力も出て，息が弾むこともなく，仕事が勤まるという．そのため気分が原因でそのようになることを説明したところ感服した．多くの医者は肩や腕が痛むときに清湿化痰湯などの類を用いてきたが，それは枝葉の治療でしかなく，初めて病の根本の原因を聞いた，と喜んでいた．

原文 原文では：野猪肉

解　説

　僕は漢方を手にしてからいつも「何か困ることはありますか？」と尋ねています．そんなオープンな質問ができるようになったのです．何を相談されても「漢方で良かったら試してみますか？」と言えるからですね．そんな質問をして，患者さんのいろいろな訴えに耳を真摯に傾けると，実は精神的な不調や家庭内の不和，職場での問題などが根本の原因

ということもあります．そんなことを聞いてあげるだけで，また共感してあげるだけで，訴えが楽になることも経験します．専門領域が決まっている西洋医学では実は枝葉の治療しかできないのかもしれません．漢方を手にしてから僕は病気の根本の原因に気がついたと思うことが多々あります．

【Case 23】 ある身分の高い人

【p210】ある身分の高い人がヒステリー様症状を発して，4, 5日も食事を摂れなかったときに，毎日5回も6回も食事を勧めたがまったく食べなかった．ただ箸を持ち上げているばかりであった．一応お膳を準備したまま，襖を閉めて次の間に控え，隙間から様子を窺っていると，そろそろと取り上げて食べている．お椀の飯がなくなったのを見計らって，そっと襖を開けてお代わりをし，襖を閉めて下がると，残らず食べ尽くしていた．ヒステリー様症状においてはこのようなことも心得ておくべきである．

原文 原文では：癇

【Case 24】 ある大名の姫

【211p】ある大名の姫は気分のふさぎ込みが重かった．髪の毛に普通とは違った色の髪が混じっている．これを切ると必ず血が出ると信じ込んでいる．そこで，その色の毛をすべて切り捨て，刃物類を隠して，城門を閉ざし，庭へ追い出し，思うままに走らせた．異様なままに走り回り，最後には走り疲れて，温めた酒を飲ませると，酔っ払って熟睡し，目覚めると以前のようにすっきりしていた．香蘇散（こうそさん）⑰ を処方すると全治した．

原文 原文には：肝鬱

発狂の症状

マイスター修業中

【p218】発狂の症状が出た病人に，熊胆(ゆうたん)，人参(にんじん)，黄連(おうれん)などを続けてはいけない．発狂する前に絶倒したというような場合は用いてよい．実証である場合には紫円(しえん)などを加えて下すのがよい．突然発狂し，手がつけられないような場合は，中に座れない大きさの箱を作り，その中に入れるのがよい．もちろん手足は自由に動かせないようにして，前に小さな窓を開け，そこから食事を与え，下の方から大小便を取り出して捨てるようにすると，ひとりで箱に寝たり起きたりができるようになる．とても便利で病人を落ち着かせるのによい．また，棒しばりにしておくのもよい．ともかく，手足が自由にできるようにしておくのはよくない．体が自由になると気持ちがますます高ぶるからである．発狂の状態が長引き，いろいろと悪い症状が出てきたときは，前述のやり方では上手くいかない．普段からまじめでおとなしい人がいきなり発狂した場合，水をかけると最初のうちはとても喜ぶものである．唇が青くなるまで，骨まで滲みるほど水を浴びせるのがよい．

原文 原文では：潅水ノ法，狂

解説

狂とは精神疾患でしょうか．統合失調症も含まれていると思われます．大黄(だいおう)ひとつからなる将軍湯(しょうぐんとう)なども使用されました．大量に用いて下痢を誘導し，そして大黄(だいおう)の向精神作用に期待したのでしょう．水をかけるというのも，いわゆるショック療法でしょうか．地方によっては患者を荷台に縛り付け山奥の滝に連れて行き，滝に打たせるということも行ったそうです．また町では縛り付けて井戸水をかけたそうです．

奥付に弘化3丙午年に出版とあります．弘化は1844～1847年までの元号ゆえ，弘化3年は1846年です．丙午は十干（甲・乙・丙・丁・戊・己・庚・辛・壬・癸）と十二支（子・丑・寅・卯・辰・巳・午・未・申・酉・戌・亥）を組み合わせた60を周期とする数詞のひとつで，19世紀と20世紀では1846年，1906年，1966年です．

蕉窓雑話

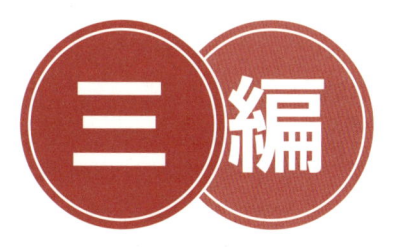

三編

蕉窓雑話 三編

養生には性欲を慎め

【p231】老医になるに従って次第に心が狭くなる人がいる．このような人は所詮論ずるに値しない．偏狭にならない人は歳を取るに従って工夫するから，体調を参考にして具合というものがわかってくる．何かに関心を持つということの主体は心（精神の中枢）である．失神した者は寝たいとも食べたいとも思わない．心は君主であり，今日はこんなことをしようという命令を出すところである．その命令を成し遂げるのが気持ちである．チャレンジ精神に頼って限度を超えて働き続けたり，思いを達せずに過度の失意の状態に陥ると，必ず気持ちが深く傷つく．気持ちが高ぶるときは，必ず生命維持・子孫繁栄エネルギーも高ぶるので，自然と性欲も亢進する．気持ちの高ぶりが激しくなると，消化機能もめぐらず様々な不具合が現れる．これを昔から気分による消耗と呼んでいる．気分による消耗を補い，養生する特別な薬はない．40歳以上の者は，自ら慎み，生命維持エネルギーを倹約し，性欲を落ち着かせることである．性交を完全に止める必要はなく，性交を控え，寡欲に徹する．性欲を慎むことが，健康としての養生の第一の秘訣である．

原文 原文には：偏狭，肝気，虚候，気虚労役，腎気，失心

解説

性欲の制限は今日の本には特段記載がありません．ところが昔は当たり前のように房事（セックス）に関する養生が大切と説かれていました．精子の数も限りがあると直感的に思ったのでしょう．精祖細胞があり，精子は無限に供給できるのが今日の生理学的見解ですが，本人の体力や気力を消耗するほどの過度の性行為はやはり直感的にも身体に悪いと思いますね．

また養生訓には，「男女の交接の周期は，20歳で4日，30歳で8日，

40歳で16日，50歳で20日に1回である．60歳以上のものは，してはいけない．体力がある老人ならば1月に1回．また人それぞれ体調や体力などがあるから，すべてこれが正解ではない」とあります．

　漢方は養生のひとつと日頃教えていただいています．食事や精神管理も大切ということです．松田邦夫先生が大塚敬節先生と異なることは2点です．ひとつは，松田先生は多くの場合に，西洋医学を優先しようと思っていらしゃること，もうひとつは運動です．大塚敬節先生はご自身でも運動はされず，また患者さんにも決して勧めなかったそうです．松田邦夫先生は80歳を超えても，ジムで水泳やランニングに励んでいます．運動に関しては蕉窓雑話でも一切の記載はありません．遥か昔，1800年近い昔に，華佗（AC109？～AC207？）が五禽戯と言って，虎・鹿・熊・猿・鳥の真似をして運動に励んだということです．太極拳は中国では脈々と続いています．漢方の養生のひとつに運動がないのは，むしろ僕には不思議な気がします．

マイスター必須知識　半夏厚朴湯⑯以外も考慮せよ

　【p235】炙った肉が喉に詰まると思われる症状だけに注目して治療しては，たまたま半夏厚朴湯⑯が効くことがあったとしても，すべてを治すことはできない．それ以外にも大柴胡湯⑧が良い場合もあれば，四逆散㉟で治ることもある．ともかく症状だけにこだわって治療していては，短絡的な思考となってしまい，手際の良い治療はできない．炙った肉が喉に詰まるというのは枝葉にすぎない．これに幻惑されずに，何が原因でこのようになっているかを推測して治療すべきである．

原文　原文には：咽中如炙臠，書付学問

解説
　咽中炙臠を訴えて，即，半夏厚朴湯⑯と決めつけてはいけないという警鐘ですね．四逆散㉟や大柴胡湯⑧が有効なときもあるということですね．浅田宗伯も栗園医訓五十七則で「虚心にして病者を診すべ

し，何病を療治するにも，兎角早見えの為るとき，拍子に載せられて，誤るものなり」と言っています．

しかし，モダン・カンポウではまず試してみることが大切で，まず咽中炙臠＝半夏厚朴湯 ⑯ という公式（定石）を覚えることが大切です．定石には例外があることを肝に銘じ，そのひとつの例が，咽中炙臠でも四逆散 ㉟ や大柴胡湯 ⑧ ということです．虚証の人では半夏厚朴湯 ⑯ で脱力感が生じることがあります．そんなときは苓桂朮甘湯 ㊴ も選択肢のひとつになります．

古典マイスター　再検討せよ，昔を鵜呑みにするな

【p236】以前にもひどい心労で落ち込んでしまった患者の場合，以前の診断を十分に再検討せずに，それをそのまま同じように治療すると大きく間違えることがある．

> **原文**　原文には：持込テ，心労，愁傷

マイスター修業中　四物湯 ㋖ とは

【p236】私は 17，18 年前に初めて四物湯 ㋖ の真意を体得することができた．消化機能を補うという考えを理解できるようになった．精力（生殖エネルギー）を衰えさせないということの意味もわかった．消化機能を損するもの，精力を弱めるもの，すべて気分によるものである．突然の吐血下血，女性の陰部からの出血，すべて気分によるものである．四物湯 ㋖ を一言で言うなら，気分を緩める薬と理解すればよい．吐血，鼻血，下血があったり，以前に多量の出血があるときなどは，四物湯 ㋖ の類を与えるとよい．一方で出血に関する症状がない場合には四物湯 ㋖ は役に立たないというのはきわめて未熟な考えである．地黄類は体の弱いところを引き立てるためにと理解するのも間違いである．

原文　原文には：脾胃，腎部，肝火

解説

　四物湯 71 は当帰・芍薬・川芎・地黄の4つからなる漢方薬です．単独で使用されるよりはむしろ他の生薬と一緒に処方されます．芎帰膠艾湯 77，当帰飲子 86，大防風湯 97，十全大補湯 48 は四物湯 71 をまるまる含んでいます．四物湯 71 ＋黄連解毒湯 15 は温清飲 57 で，温清飲 57 は荊芥連翹湯 50 や柴胡清肝湯 80 にまるまる含まれます．四物湯 71 が有効な状態が血虚とまず考えてしまうことも，入門の段階ではわかりやすい方法です．

　和田東郭はここでは，血に関する症状がなくても四物湯 71 を考慮しろと言っています．

　気血水を現代語訳することは結構無謀です．しかし，気は気分，気合い，志，チャレンジ精神などでなんとか意味が通じることが多いです．また水毒は水分のアンバランスとすると辻褄が合います．血には瘀血と血虚があり，瘀血は古血の溜まりとするとなんとか言い抜けられます．問題は血虚です．血虚は貧血だけではありません．そしてわかりやすい表現は四物湯 71 が有効な状態です．血虚の現代語的な表現は結局思いつきませんでした．

蕉窓雑話　三編

マイスターを気取るには

人参とは

　【p238】人がもし飲食を断つなら，必ず根本的な生命力が落ちて死ぬ．人参などの力で，これを補えるものではない．寒風の中を歩いてきて，手足も冷え，胃の中も空っぽのときに，食事を摂ると，たちまち気が満ちて，体中が温まる．これは気力が増したのである．人参でこのようなことをしようと思っても，それは無理である．人参は根本的エネルギーを補うものではない．ただ，食事を摂らないようにしているバリアーを緩める道具でしかない．人参も黄芩も細工をするための小刀のようなものであって，使い場所の違いがあると理解しておけばよい．人参が特別に神霊の何かであるのではな

い．人参を特別な神霊のように思うことから，いろいろと間違いが起こる．

> **原文** 原文には：胃中真陽ノ気，精気

解説

　人参だけを食べてもダメだということですね．人参は食欲を増すためのもので，食事を摂らすための道具だということですね．それを間違って過信してはいけないと．食事が食べられることが何より大切です．特に点滴がない時代はそうでしょう．今でも当てはまりますね．

　「薬代に薬研を売って孝行を」という川柳があります．朝鮮人参のような高価な生薬に特別な神霊があると思い，最後の親孝行ということで薬研を売ったというのです．薬研とは生薬を粉砕し散剤を作る器械で，現代であれば電気ミキサーで粉砕すればよいのです．黒澤明監督の「赤ひげ」で三船敏郎が薬研を使用している場面は有名です．この薬研は，中央にV字型の窪みがある細長い舟形の容器で，その中に生薬を入れ，円形の刃を転がして粉砕するのです．この薬研が女性の性器に似ていることから隠語として川柳で使用されていました．そんな間違いが起こるということでしょう．

マイスター必須知識　吉益東洞への入門のくだり

【p239】私が吉益東洞先生に入門した最初のきっかけは，議論から始まった．腹壁の毒はすべて，下して取りつくすことができるというのが先生の考え方であった．この毒というものは，特に，ころりとしているものは，下して取ることもできるだろう．しかし，あの二本棒と言われている腹直筋は全身を束ねている筋肉である．そこで，「この毒も取りつくせるのですか」と尋ねると，「その通り．毒を取りつくした腹は麩を押すように軟らかくなる」，「それなら先生は長年養生をしてこられたので，きっと自ら毒を取りつくしておられるでしょう」，「もちろんその通りで，今は麩のようになっている」と答えた．「それなら，その毒を取りつくした腹を見たいものです．今まで疑問に思っていたことがはっきりとし，嬉しいことです．どうか先生の腹

を見せてください」と言うと，いろいろと他の関係ない話をされて，なかなか見せて貰えなかった．毎回このようなことであったから，「治療所にくる人で毒を取りつくした人の腹を見せてください」と言うと，「そなたは門人ではないので見せない」と言う．それなら，ということで，入門した．

　あるとき，楽焼きの薬茶碗で，薬を飲んでいるのを見て，「何を召し上がっているのですか」と問うと，「黄鐘(おうしょう)だ」とお答えになった．「先生の腹は，毒を取りつくしたということを以前にお聞きしました．なのに，何故今もこのようなお薬をお飲みになるのですか」と尋ねると，「これは30年来用いているものだ．今に始まったことでない」とおっしゃる．「それなら毒がもうないのなら，そのような薬は必要ないはずなのに，毒がないのに，何故薬を飲むのですか．きっと毒がまだなくなっていないからでしょう．もし，薬を30年続けて飲んでも取れないのなら，いつになったらなくなるのですか．治療を受けにここにやってくる人で，どんなに長くかかる病でも，30年も治療を受け続けるでしょうか．このように考えると，この毒は取りつくすことができないものではありませんか」

　私の考えは，この凝り着き，引っ張っているものは下して取るものではなく，緩めればすむもので，緩めればそれで毒はなくなったということです．（略）

　先生の最期のときに，お見舞いに伺った．一家を構えた先生だけあって，臨終のときも，ひどい引きつけやさしこみがありながら，端座して最期を迎えられた．普段の気性の強さも，このことから想像できる．

> **原文** 原文には：此方ノ門人ニアラザレハ見セヌ

蕉窓雑話 三編

解説

　上記の文章から，和田東郭（1742〜1803年）は吉益東洞(よしますとうどう)（1702〜1773年）に入門はしたが，それは勉強のためであることがわかります．一方で，文末で示される戸田旭山(とだきょくざん)に対する人としての敬意とは違うと感じざるを得ません．和田東郭が吉益東洞に入門した年は1768年と言われており，東郭は26歳，東洞は66歳のときでした．東洞は東郭が入門して6年後に71歳で亡くなりました．

　黄鐘(おうしょう)とは勿誤薬室方函口訣(ふつごやくしつほうかんくけつ)の三黄圓(さんおうえん)の解説によれば，「即金匱瀉心湯(しゃしんとう)

古典マイスター　附子を加えてから下す

【p245】桂枝湯㊺，麻黄附子細辛湯⓱などに附子を加えて，慢性化した病や状態にゆさぶりをかけて，その後に下剤を使用して治すなどというのは，東洞先生がお始めになったことで，優れたやりかたである．

マイスター修業中　腹部診察は丁寧に

【p246】腹形を診るときは，何度もやさしく押し撫でてみたり，浮かべてみたりして，腹の力や腹のかたさの程度を丁寧に診ないといけない．また，軽く上から下に何回か撫でて，皮膚の状態も診ないといけない．がっちりタイプか弱々しいタイプかは皮膚の状態でもよくわかるものである．また，動悸が一時的に高ぶると，本来の動悸とは異なるものである．一般に，腹壁が厚いがっちりタイプの人では動脈拍動がわかりにくい．これはただがっちりタイプということで悪いことではない．

原文
原文には：動気

解説

皮膚の状態で虚実もわかると言っています．確かに張りがある皮膚もあれば，なんとなくだらんとしている皮膚もあります．その通りだと思います．

大塚敬節先生は，「腹診は，甘手は上達し，辛手は上達しない」と言ったそうです．ともかく優しくさわるといろいろな情報が得られます．荒唐無稽と疑う前に，まずやってみてください．まんざら荒唐無稽ではないという体験をする日が，腹診が腑に落ちる日です．蕉窓雑話の中には腹診法の詳しい説明はありません．実際に，蕉窓雑話の中で腹診の文言である胸脇苦満と心下痞鞭は数ヵ所出現しますが，小腹鞭満や小腹急

結，心下振水音，小腹不仁という記載はありません．二行通りという腹直筋の攣急と思われる所見の説明に重点が置かれています．

マイスター修業中 【Case 25】 摂州高槻の鳥屋の言い伝え

【p246】摂州高槻の鳥屋の言い伝えに次のような話がある．屋根の上から，あるいは崖壁などの高さから，何の補助もなく飛ばないといけないことがある．屋根の端まで走って，端にきたときに臍の下に力を入れ，口を閉じて，どっと飛び降りる．地面まであと，2，3尺というところで，上に飛び上がる気持ちで体をかがめると，3尺のところから飛び降りたくらいにふわりと落ちるもので，すぐに歩くこともできる．この鳥屋は他人の行けないような高い木の上の鳥の巣に登り，その巣を手に持ったままで飛び降りたこともある．奉公人達がその術を質問しても答えなかったが，幸いにも私はたまたま聞くことができた．口を閉じ，気持を詰めて飛び降りる．痛むのは病気の素の突きこみが原因であり，この病気の素を緩めるのが治療の早道である．

原文 原文には：癖物

マイスター修業中 打撲傷には

【p248】一般に，打撲傷などの場合，すぐに風呂に入るのはよくない．また，打撲だからといって，いつも紅花や蘇木を用いるのは根拠のないことで役に立たない．ともかく，そのときの症状に合わせて治療するのがよい．四逆散 35 を合わせるとよい例も多い．他の医者の治療の後を受け持つ場合は，最初の処置が適当でないこともあるから，病気の素の処置を中心にする．転倒墜落した場合は，必ず病気の素が動じているからである．

原文 原文には：癖物

解説

　打撲の急性期は温めてはいけません．今日でも熱い風呂を避けることは当然に思えます．癖物の処置と言われてもピンとこないですね．「癖物」という文言は蕉窓雑話の中では40回近く登場します．東郭が好きな言葉なのですね．これで病態を説明しています．

　貝原益軒（かいばらえきけん）の養生訓には，「何度も入浴してはいけない．体が温まりすぎると，毛穴が開き汗が出て，元気を失うからである．10日に1回くらいがいい」と書いてあります．しかし，銭湯は江戸時代に普及しました．当時の銭湯は混浴で，町人や職人，下級武士も一緒に，娘も一緒に風呂に入っていたそうです．江戸時代中期には，今日と同じような湯を張って入浴するスタイルであったそうです．それ以前は蒸し風呂です．

マイスター修業中　打撲後の精神不安

　【p249】昔から，頭から落下しうわごとを言ったり昏睡しているときは，古血の溜まりが心を攻めているということから，蘇木（そぼく），大黄（だいおう），紅花（こうか），桃仁（とうにん）などの類を用いるのを定番として，後世のものが脈や腹も診ないで，これらを用いるのは，大きな間違いで嘆かわしいことである．

原文

原文には：打撲墜落，煩躁昏憒，瘀血

解説

　打撲に駆瘀血剤（くおけつ）一辺倒ではダメだということです．蘇木（そぼく），大黄（だいおう），紅花（こうか），桃仁（とうにん）に駆瘀血（くおけつ）作用があると書いてあります．大黄含有漢方薬は下剤とだけ考えられがちですが，当然の如く駆瘀血剤（くおけつ）となります．

　漢方的な薬は，補剤と駆瘀血剤と言われます．瘀血（おけつ）は古血の溜まりといったイメージで，目の下のクマ，舌下静脈の怒張，臍傍の圧痛，痔疾患，静脈瘤などと表現されますが，もっといろいろな症状を含有します．そこで，最初は駆瘀血剤（くおけつ）で改善する症状を瘀血（おけつ）と定義するのがわかりやすいと思います．現代的思考からすると怪しいです．

【Case 26】 農民の女子に走馬湯

マイスター修業中

【p250】摂州原村の山村の農民の女子が3月の節句前に，山中にヨモギを取りに行った．そびえ立った岩山をよじ登っていくと，烏帽子岩という大きな岩があった．上質のヨモギがたくさん頂上にあるので登った．一番高いところに登ったときに，足を踏み外して転落した．「きっと体も粉々になってしまっただろう」と急いで行ってみたところ，顔，体，手足などあらゆるところは傷ついていたが，大きく裂けてはいなかった．呼吸しているが，顔は悶絶し意識はない．戸板に乗せて連れ帰った．私の故郷から1里半のところで，私の兄が診察した．胸と腹を診ると，時々胸に衝き上げるものがある．この病気の素が衝き上げると，イライラしてじっとしていられなくなり，脈も消える．その衝き上げるものを優しく，しかししっかりと押さえ込むと，下がって腹中で音が鳴る．そこで兄が言うには，「打撲損傷の原因は古血の溜まりだと今までは思っていたが，今回の原因は水分である」そこで走馬湯を一晩中傍らに付き添い飲ませたところ，度々水を吐下した．吐下するにつれて，衝き上げる頻度も減り，イライラする心も鎮まり，容体はよくなっていった．翌々日には走馬湯を止め，数日で全快した．

原文 原文には：癖物，煩躁

解説

駆瘀血剤でなく，走馬湯で水毒を解消して治したということでしょうか．走馬湯は水戸の名医である原南陽（1753～1820年）の出世話として有名です．原南陽は保険適応漢方エキス剤では乙字湯❸に名を残しています．原南陽は学業が終わって江戸に帰り開業しましたが，貧乏暮らしで，按摩鍼灸によってなんとか生計を立てていました．あるとき水戸侯が急病になり，江戸の名医を呼んで手を尽くしましたが危篤になりました．そのとき，家臣の1人が南陽に治療を託してはどうかと進言し，南陽は水戸侯を診察し，劇薬走馬湯を投薬して，その病気を治してしまったのです．この件で水戸侯は南陽を侍医に抜擢し500石を与えたのです．走馬湯は杏仁と巴豆の2つの生薬からなる漢方ですが，それを南

陽は銭9文で買って投薬したので，9文の元手で500石に成りあがったことが当時言いはやされました．

また浅田宗伯が，大正天皇が幼少の頃の全身けいれんを治癒させた処方も走馬湯です．

マイスター修業中　解剖に携わった人のはなし

【p253】首を切られたものは，いずれも心窩部が石のように堅くなっている．私は，そうであるに違いないと思う．

> **原文**　原文には：心下

解説

動物実験で脊髄を切断すると除脳硬直が生じます．中脳以上からの抑制性入力が弱まり，脊髄反射経路を通った興奮により筋緊張の亢進状態が持続するからです．人間の首を切るときに，除脳硬直が起きれば心窩部が石のように堅くなるのでしょうか．

解剖に携わった人の話ということですが誰が何処でどんな解剖をしていたのでしょうか．解剖（腑分け）の望みが叶ったのは1754年で，京都の朝廷医官である山脇東洋（1705～1762年）が処刑人の解剖を見学しました．持参した西洋解剖書と見比べると，解剖図と全く同じであることを認めざるを得なかったそうです．実物は五臓六腑の図とはまったく異なっていました．山脇東洋はこの解剖を「蔵志」に著して公刊しました．そして全国各地で人体解剖が行われました．1771年杉田玄白（1733～1817年）と前野良沢（1723～1803年）が江戸の小塚原で腑分けに参加し，そして持参した「ターヘルアナトミア」の解剖図との一致に感動し，翻訳することを決意し，3年余かかって完成したのが「解体新書」です．

古典マイスター　精気と時計の重り

【p254】精力（子孫を残すエネルギー）が衰えた人は全身の生命力

のバランスが狂いがちになる．手足が重だるく動かせなくなる．この関係は時計に似ている．時計は下の重りの力で，上の天秤がよく回る．重りを取ってしまうと上につり上がって，秤も回らない．ところが，また重りをかけると，元のように回り始める．精力はこの重りのようなものである．上部が損じているぐらいなら治しやすいが，重りなしでは治らない．精力はもっとも大切なものである．15銭の重りが必要なときに，10銭の重りでは回らない．

> **原文** 原文には：腎気，肝気

後藤艮山と吉益東洞

【p255】後藤艮山が「すべての病気は気分の停滞による」と言われたのは，有名であり，否定することはできない事実である．

　一方，吉益東洞一門は，基本的な考えを，「すべての病気はひとつの毒に起因している」としている．しかし，その毒を取りつくすと言われたことなどは道理に合わないことである．もともと人の体にある病気の素は，天地間にある石のようなものである．その硬いものに無形の気が結んで，その石が崇高なものになる．集まっていた気が消散すると普通の石に戻る．人の体も同じで，気が開くと病気の素も元来の状態に戻る．この病気の素を取りつくしてしまおうとすることは，所詮無理なことである．この病気の素は人の体にもともとある腹力の筋肉である．吉益一門も二本棒などと呼んでいる．その筋肉に無形の気が凝集すると，そこへ向かって腐敗したものも凝集して害を生じることになる．もともとあった筋肉は取り去ることはできない．その筋が緩んでいれば，その人は無病の人だと言える．

　毒を下して取ってしまうと，腹が麩を押すように軟らかくなるとか，あるいは気が結んだり積もったりするものではないなどと吉益東洞氏が言われたのは，道理に合わないことである．

　後藤艮山氏のすべての病気は気分の停滞によるとする説，また，それに対する吉益東洞氏のすべての病気はひとつの毒に起因しているとする説，いずれも素晴らしい説であるが，どちらも一方に片寄っている．気の流れをよくすると毒も緩み，毒が緩むと気の流れもよくなるということがある．私はど

蕉窓雑話 三編

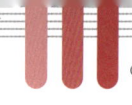

ちらかに片寄った考えをとらない．

原文 原文には：万病ハ一気ノ留滞，万病一毒，水穀，濁気，癖物，二本棒

解説

　体にある癖物は石のようなもので無形の気が結んで崇高なものになり，集まっていた気が消散すると普通の石に戻ると言われると，後藤艮山（1659〜1733年）の万病一気留滞説や吉益東洞の万病一毒説を片寄っていると批判している和田東郭の意見もまた，現代的視点から見ると片寄っているように思えます．

　後藤艮山は湯熊灸庵とあだ名が付いたほど，温泉と，熊の胆と，お灸を推奨しました．言葉を換えれば，漢方の力も，温泉，熊胆，灸とあまり大差がなかったのかもしれません．または漢方は高価にてお灸を勧めたのでしょうか．温泉は古代より知られていましたが，旅が盛んになったことや，後藤艮山の影響などにより江戸時代に温泉療法は広まりました．江戸時代のある温泉番付によると，東の大関は草津，関脇は那須，西の大関は有馬，関脇は城之崎でした．また行事は熱海，熊野本宮，津軽大鰐でした．

【Case 27】盗賊の糞

　【p263】盗賊はしばしば入り込んだ屋敷に糞を残していく．世間では盗賊のまじないごとと言っているのは，間違いである．これはまじないではなく，自分の気持ちが落ち着いているかどうか試しているのである．初心者の盗賊は人の家に入って糞はできないそうだ．十分に気が落ち着いていないとそのようなことはできない．癲癇の強い人でいらいらしているときには大便は通じない．気が治まると通じる．便秘する場合は，下剤を用いなくても，気を晴らす薬で通じることがある．四逆散 ㉟ などの甘味の強いもので通じることもある．四物湯 ㋛ などの潤剤で通じることもある．全体を十分に見渡して治療すべきだ．

解説

便秘に大黄含有漢方薬が効果を有することは当然です．一方で，柴胡含有漢方薬で便通が良好となることは多々経験します．むしろ大黄で腹痛が生じる場合などは加味逍遙散㉔を快便剤として使用します．大黄を含まない柴胡剤でも当然便通がつきます．香蘇散㋱や半夏厚朴湯⑯で気持ちが晴れると便通が良好となることもあります．

古典マイスター　土用のお灸

【p271】土用の日にお灸を禁止するのは思い込みである．土用は土に属するため，そのときに灸治療をすると消化機能を傷つけるという意味だと思われる．こだわることなく灸治療してよい．梅雨時も灸治療して害のないものである．

解説

「思い込みである」という文章は蕉窓雑話にはところどころに登場します．サイエンスが進歩した現代から垣間見ると，蕉窓雑話のいろいろな部分が思い込みではないかと思える部分もありますが，当時は当然と思っていたのでしょう．思い込みとは相対的なものですね．

マイスター修業中　半夏厚朴湯⑯加川芎

【p271】みぞおちから肋骨弓下の筋肉が硬くなっている所見は，大柴胡湯⑧が効くと思われるものある．大柴胡湯⑧よりも軽い処方でないといけないと思われる場合は半夏厚朴湯⑯に川芎を加えて用いると，スッとするものである．

原文

原文には：スカス

解説

「スカス」という言葉が蕉窓雑話に頻出します．歴代漢方医書大成（新

樹社，コンピューターソフト）には日本漢方医学の約 200 冊の本が収載され，検索できます．スカスを検索すると，蕉窓雑話にもっとも多く登場し，約 30 カ所に現れます．こんなことが即座にわかります．古典をコンピュータで読み，語句を検索することも結構楽しいです．

ちなみに，「随証治療」という言葉は歴代漢方医書大成の 200 冊の中には 1 回も登場しません．「証に従い之を治す」という文言は傷寒論にありますが，「随証治療」という文言は実は最近作られた言葉なのです．

【Case 28】 ある貴人の妻

マイスター修業中

【p276】ある貴人の妻が 40 歳のときに，ある病気になって 18 年経っていた．その間，ただ 1 人の医者の薬を服用していた．その医者が勧めた薬はみな気を晴らす薬であった．症状は，頭痛，めまい，うつ状態のために立ち上がって歩けないというものである．顔も細長くやつれて皺があり，血色も悪かった．20 年以上月経もなく，臍の右に塊があり，腹直筋はつっぱっていた．私は四逆散 ㉟ 加良姜・牡蛎・劉寄奴を処方した．そして毎日お灸をした．処方は変えなかった．1 年も経たないうちに月経があり，他の症状はなくなった．

原文

原文には：脇肋ノ下，疝塊

解説

抑肝散 ㊴ 加芍薬は，釣藤鈎，柴胡，蒼朮，茯苓，甘草，当帰，川芎，芍薬の 8 種です．実は当帰芍薬散 ㉓（当帰，芍薬，川芎，蒼朮，茯苓，沢瀉）を構成する 6 つの生薬のうち，沢瀉以外の 5 種類が入っています．当帰芍薬散 ㉓ －沢瀉＋（釣藤鈎・柴胡・甘草）が抑肝散 ㊴ 加芍薬ですね．当帰芍薬散 ㉓ を吉益東洞は使用していません．吉益東洞の類聚方では当帰芍薬散 ㉓ は未施行方に分類されています．東洞の息子である吉益南涯（1750～1813 年）が頻用したそうです．和田東郭と吉益南涯は兄弟弟子となる訳ですが，一方は抑肝散 ㊴ 加芍薬を，他方は当帰芍薬散 ㉓ を頻用したのですね．

古典マイスター　下腹部痛

【p279】一般に，臍の脇に塊のない人は少ないものである．臍の脇に塊のない人は健康である．精力（子孫繁栄のエネルギー）の旺盛な人には塊がない．脚力が健康な人は下腹部痛がないから長い道のりを歩くことができる．性交を好む人は下腹部痛が多い．そして脚力が弱い．陰萎や下痢する人なども下腹部痛が原因の場合が多い．

原文　原文には：疝塊，腎気，疝

解説
疝は colic pain の訳語である疝痛で有名ですね．疝は文脈によりいろいろな意味合いを持ちます．疝気となると下腹部から睾丸に放散する痛みで，脱腸（鼠径ヘルニア）による痛みなども含まれると考えられます．

マイスター修業中　老人の搔痒症に温清飲 57

【p280】壮健な老人で，夜になってから体中の痒みがひどく，痒みが止まらないことがある．四物湯 71 に黄連解毒湯 15 を合わせたものを用いると不思議と効果がある．

原文　原文には：奇効

解説
四物湯 71 と黄連解毒湯 15 を合わせたものは温清飲 57 です．ファーストチョイスの漢方薬では老人性搔痒症には当帰飲子 86 としていますが，実は温清飲 57 が有効であることも少なくないのです．特に実証の老人では温清飲 57 をまず試す方法も有効です．

マイスター修業中 【Case 29】 長崎の年寄

【283p】長崎の年寄で徳見という者が鼻炎を3年間患っていた．何人もの医者が肺の機能低下が原因だとして，いろいろな治療をしたが，まったく効果がない．江戸行きの役職を命じられ京都を通ったときに私に治療を求めた．両鼻から濁った鼻汁が流れ出ている．「これでは江戸に行っても仕事ができないので江戸に着くまでに鼻汁を止めてもらいたい」，「病を治療するのに月日を限って請け合うことはないが，考えるところがあります．なんとかやってみましょう」と答え，そして四逆散㉟に呉茱萸と牡蛎を加えて与えた．そして品川に着く前日に鼻汁が止まった．鼻炎はいろいろと治療しているが，四逆散㉟に限るものではない．脈と腹をよく診て処方しないといけない．

原文
原文には：肺虚

解説
副鼻腔炎や蓄膿症もどきの訴えには葛根湯加川芎辛夷❷も選択肢に上がります．この葛根湯加川芎辛夷❷は浅田宗伯の勿誤薬室方函口訣には登場しません．明治以降に次第に頻用されるようになったのでしょう．浅田宗伯は葛根湯加川芎・大黄を使用しています．

マイスター修業中 下腹部痛のための生理不順

【285p】下腹部痛のために生理不順になり，生理のときに腰腹部が痛み，あるいは下腹部痛のために便秘，下痢，排尿困難あるいは頻尿になることがある．どれも同じ原因である．血塊が最初から多く出るのは，下腹部痛のために循環が悪くなり，そこに血が集まり固まるから塊ができるのである．血塊があるなら，その人は必ず下腹部痛である．桃仁，牡丹皮，延胡索などで処置しようとするとかえって下腹部痛が変動してますます血塊が集まることになる．下腹部痛が四逆散㉟の類似処方で対応できない場合は附子を考えてみるとよい．附子を用いてもダメな場合は，蜜を入れない桂枝加

朮附湯⓲などにして用いるとよい．吉益東洞一門は，附子を薬研で粉砕するので副作用が強かった．効能は副作用の有無で変わらない．

> **原文** 原文には：疝，瞑眩，烏頭

> **解説**
> 　烏頭はトリカブトの塊根で，附子のことです．ここでは蜜を入れない桂枝加朮附湯⓲を勧めています．蜂蜜の話でひとつ．二宮桃亭は吉益東洞の娘を嫁にもらっているので優秀だったのでしょう．若き日の桃亭は京都の先斗町に住んでいました．隣の家に美人で賢い娘がいました．器量は良いのですが，声が良くないと母親が嘆いていました．そこで桃亭が診察し，甘遂半夏湯を処方しました．その晩，その娘は苦しみ，そして死んでしまいました．桃亭は数十日大阪に身を隠し，そして東洞に報告しました．東洞は甘遂半夏湯に蜂蜜を加えたかを尋ねました．桃亭は加えていなかったのです．そこで東洞は「その娘の死は誠に可哀想である」と述べたそうです．甘遂は劇薬でその毒性を軽減するために蜂蜜を加えることになっているそうです．大塚敬節先生は，蜂蜜を加えると毒薬は劇薬になり，劇薬は普通薬になると説明したそうです
> 　勿誤薬室方函口訣の甘遂半夏湯には，「二宮桃亭壮年のとき，蜜を加へずして大敗を取り，東洞の督責を受けしこと有り，忽諸すべからず」と記載されています．

老医が加味建中湯を教えてくれた

【p291】私が若かった頃，下腹部痛を治療したことがある．さまざまな処方を試みたが効果がなかった．そのとき，ある老医が私に，「李東垣の『加味建中湯』を用いてみろ」と教えてくれた．そのようにしてみるとたちまち治ってしまった．それ以来少しずつ工夫をしながらこの薬を用いている．半夏厚朴湯⓰は正攻法から攻める薬ではなく，かるく受け流す薬である．例えば，酒宴の最後に，具のたっぷりした吸い物は出しにくいというときに，百合根に梅干しあるいは松露などの類，または生姜のすり汁などをあ

しらったものなどで代わりにするなどというのは同じ役割ながら随分とあっさりとした味わいになる．

半夏厚朴湯 16 に甘草乾姜湯を合わせたものが寛中湯である．この甘草乾姜湯なども正面から病気と闘う薬と考えるのは誤りである．

> **原文**
> 原文には：疝，百合根ニ梅干或松露ナドノ類又ハ生姜ノスリ汁ナトアシラウタル如キ，李東垣

> **解説**
> 金元時代の名医，李東垣（1180〜1251年）は脾胃論や弁惑論の著者で，そのなかに補中益気湯 41 があります．補中益気湯 41 の別名は医王湯です．

マイスター修業中　二陳湯 81 や香蘇散 70 の類を頻用する医者

【296p】二陳湯 81 や香蘇散 70 の類を頻用する医者は，心窩部や肋骨弓下のつかえがあるときに甘草を少なくし，またつかえがひどいときには甘草を用いない．これは大変な考え違いである．甘味の薬でないと効果がないものもとても多い．ひとつのやり方にこだわるのは，大きな間違いである．甘味の漢方薬で心窩部や肋骨弓下のつかえがどのぐらい改善するかは，補中益気湯 41 の分量と改善具合を照らし合わせて悟るべきことである．

> **解説**
> 香蘇散 70 は衆方規矩というアンチョコ本の最初に出てくる処方です．衆方規矩は一般人にも読めるような内容で，ともかく香蘇散 70 が安全で，比較的幅広く有益であると認識されていたのではと思っています．処方に困れば香蘇散 70 を試してみるという方法も有効なことがあるのです．
>
> また，和田東郭自身も蕉窓方意解の香蘇散 70 の項目で，香蘇散 70 の有用性を説いています．軽微なかぜに桂枝湯 45 や桂枝加葛根湯，葛根湯 1 などを使用するのは，まるで鶏を料理するのに牛刀を用いるよ

うな大げさなことと言っています．こんなときは香蘇散❼⓪を活用すべきとしています．

古典マイスター　良姜と呉茱萸は併用しない

【p297】生薬の良姜と呉茱萸は，通常併用はしないものである．安中散❺から良姜を除き，呉茱萸を加えることはある．呉茱萸や良姜のようなものは，気分を晴らしたり，むくみをとるために用いたりというように，別々に分けて処理しようとする場合はふさわしくない．昔から，あらゆる腹痛に辛くて身体を温めるものを用いているのも同じ道理で，気分の不調は，水分バランスの異常を生じる．桂枝（桂皮），茴香，呉茱萸，良姜，山椒，生姜などで気分をほどくと，水のアンバランスもそれに応じて散じ，腹痛も治まるというやり方である．だからといって，苦寒のものは用いないというわけでもない．場合によっては，黄芩，黄連，大黄などの苦寒の生薬を用いて緩めないといけないが，まず10のうち7，8は温める生薬で気分を巡らすのが適当である．

原文
原本には：水飲，辛温

解説
確かに保険適応漢方エキス剤に良姜と呉茱萸と一緒に含むものはありません．良姜は安中散❺に含まれています．呉茱萸は呉茱萸湯③①，当帰四逆加呉茱萸生姜湯③⑧，温経湯①⓪⑥に含まれています．ということは，安中散❺と呉茱萸湯③①の併用は禁忌ということになります．また温める生薬が，桂枝（桂皮），茴香，呉茱萸，良姜，山椒，生姜で，冷やす生薬が黄芩，黄連，大黄ということですね．

マイスター修業中　差し障りがないように

【p301】昔の書物を読み，昔の人の治療術を考える場合にも，差し障りがないように，捨てるものが少ないように扱うとよい．基本の見方が一

見違うように見えても，同じ道理に合致するようにするのである．そのようにすると，差し障りがなく昔の人の方法を現在の治療に役立てることができる．

> **解説**
>
> 昔の人の方法を現在の治療に役立てることが，モダン・カンポウの立ち位置です．西洋医学的治療で不十分なところに漢方を使用してみるということです．そして多くの患者さんは楽になります．

〔マイスター修業中〕 寒さによる下腹部痛とは

【p301】たとえば寒さによる下腹部痛で昔から説明されてきたものは，その発症時に悪寒戦慄するか，腰が冷えるのでそう呼ばれた．私の立場からみると，下腹部痛の塊があるときは，そこに水分が寄せられてくるもので，腰などが水をかけたように冷える．下腹部痛のある人は必ず冷えが腹の裏にある．附子などは水分による冷えを温め治す働きがある．吉益東洞老人の薬徴にも，附子は水を駆逐すると書かれてある．これはもっともなことであるが，全体に身体を温めたり冷ましたりする薬の性質について説明していないのは，ひとつの欠点だといえる．温める薬を用いて水分による冷えを治す，腹痛に温める薬を用いるというのも同じ意味である．ともかく，温める薬は何かが結集しているのを散じる力に優れている．また，今打撲したのであれば血液の溜まりに違いないが，打撲傷をすべて血液の溜まりが原因とするのは間違いである．打撲するとその部位で気持ちの不調が生じるために，そこに水分が集まり，そのためにさまざまな症状が現れることもある．

> **原文**　原文には：寒疝，気滞，瘀血，寒熱温涼

> **解説**
>
> 附子は重要な熱薬で，利尿作用や鎮痛作用もあります．附子を含む代表的処方は真武湯㉚，八味地黄丸❼，牛車腎気丸⓴⓻，麻黄附子細辛湯㉝⓻，桂枝加朮附湯⓲，大防風湯㊾などです．

寒疝は，鼠径ヘルニア（脱腸）による睾丸や下腹部の痛みも含まれていると思われます．手術ができない時代，鼠径ヘルニアによって腸管が睾丸内に入り込むことは致し方ないことでした．寒いときなどは睾丸が痛んだことでしょう．

　また，大塚敬節先生はある程度現代的視点から疝気を定義しています．参考までに記載します．

疝気症候群A型（大塚敬節著作集 第5巻）
1）手足の寒冷を訴え，甚だしいものは，肩から足にまで水が流れるようだと訴える．
2）慢性に経過する下腹部痛があり，それが腰痛，四肢痛まで及び，ときには背痛，頭痛を訴えるものがある．寒冷により，その症状が増悪する．
3）疼痛の本態を近代医学的検索によって明確にしがたいことが多い．神経性のものと診断される傾向がある．
4）肝経の変動によって起こると考えられる症状が多い．特に生殖器，泌尿器からの障害が多く，尿が漏れる．または，夜間の失禁，性交不快のため性交を嫌悪する．
5）開腹手術，特に子宮筋腫や卵巣嚢腫の手術，妊娠中絶，帝王切開，下腹や腰部の外傷，手術などの既往症のあるものが圧倒的に多い．
6）当帰四逆加呉茱萸生姜湯 ㊳ の服用2～3週間で著効が現れる．
7）婦人に多く男性にまれである．

むくみの病

【p309】むくみの病で，四肢の腫脹がなく，腹だけ張るものは，消化機能の低下が原因である．最初に腹が張り，その後に全身に腫脹が及ぶものも，同じく消化機能の低下が原因である．腹から始まった腫脹は多くの場合は命取りである．また，産後の腫脹には古血の溜まりを合併しているものがある．普通の腫脹は，最初に尿の量が減少し，四肢から腫脹し，腹部に腫脹が現れ，指の形が残るようになる．

原文

原文には：水腫，脾腎ノ虚，瘀血

解説

　最初に腹が張るとは腹水のことでしょうか．その多くは不治であるということも合点がいきます．普通の腫脹とは尿量が減少するとあるので腎不全でしょうか．確かに四肢から腫脹することが多いのでしょう．また浮腫を指で押して跡が残るものを昔は「虚腫」と呼んでいます．指の跡が残らない浮腫は「実腫」です．実腫には麻黄剤を使用しました．

脚気による心不全
（マイスター修業中）

　【p310】脚気による心不全は，胸に水が溜まることが多い．普通のむくみではそのようなことはない．脚気ではむくみが１度軽快しても，胸水があるときは油断してはならない．脚気の場合ともかく木瓜（もっか），檳榔（びんろう），呉茱萸（ごしゅゆ），犀角（さいかく），桑柏皮（そうはくひ）などを用いる．脚気を患う人の多くが便秘をする．脚気による心不全には四物湯（しもつとう）71 がよい場合がある，八味地黄丸（はちみじおうがん）7 を用いて治る場合もある．一概に脚気には補う漢方薬は無効という訳ではない．

原文

原文には：脚気衝心

解説

　脚気は江戸患いと呼ばれ精米を食べてビタミン B_1 不足になり生じた病気です．この脚気が現代医学的病名の脚気，つまりビタミン B_1 の欠乏症と同一かどうかは疑わしいのです．ビタミン B_1 欠乏症による神経障害からしびれを訴えるのが脚気の主症状ですが，他の原因による神経障害も混同しているであろうと思われます．また，心不全を併発する脚気衝心も，他の原因による心不全を混同していると思われます．であれば，四物湯（しもつとう）71 や八味地黄丸（はちみじおうがん）7 などの補血剤や補腎剤がある程度有効とすることも合点がいきますね．

古典マイスター　精液と子宮

【p315】腎臓のなかに精液はない．血液は腎臓のなかにある．精液は一時的な性欲の亢進で集まり出るものであろう．精液は常時腎中に溜まっているものではないと思われる．解剖してみても腎臓中に精汁と思われるものはなく，ただ渋色の汁があるだけだ．確かに腎は2つある．また，女性の子宮の中にも，常に血が溜まっている様に思われるが，解剖してみると血は少ない．

解説

　漢方の五臓六腑には女性生殖器は含まれません．子宮の存在を解剖で知った以上，漢方の五臓六腑に違和感がなかったのでしょうか．腎臓が精力の源，生殖エネルギーの根源と思っていた以上，精子も腎臓でできると想像したのでしょう．

　ちなみに五臓とは肺，心，脾，肝，腎ですが，現代の臓器とは同一の概念ではありません．六腑は胆，小腸，胃，大腸，膀胱と三焦で，三焦は相当する臓器がありません．いくら同一の概念ではないといっても，ある程度相当しているのでしょうが，なぜ脳がないのでしょうか．それが僕には疑問です．中国の古書などは脳を髄海として記載しているものもあります．脳の重要性が明確となったのはやはり解体新書による記載と言われています．解体新書の登場以降，脳や神経という概念が登場してきます．

マイスター修業中　肺結核

【p318】肺結核になりそうな場合は，肉の落ち具合に気をつける．肉が落ちずに肺結核になっていくこともある．また，肩や胸だけが先に肉が落ちることもある．色白の肥えた女性では，顔や四肢が艶々していながら，肺結核になっていくこともある．むくみもなく，疲労がひどいということもなく，少し歩くだけで呼吸がはずみ，度々休憩しないとならないのも肺結核の症状である．肺結核を患う人の胸元の肉の落ち方は他の病とは違うものである．脳髄を肺結核に用いると，瞑眩(めんげん)がひどく，高熱が出るが，効果はない．

これは何度も経験している．

> **原文** 原文には：労瘵，脱候，水気，霊天蓋

解説

　今日の結核は労瘵(ろうさい)，労嗽(ろうそう)，労咳(ろうがい)などと昔は言われていました．「結核」という文言はむしろリンパ節腫大を意味して今日の結核とは別物です．また「労役」は結核というよりも気虚労役として使われるように体力の消耗状態と思います．

　霊天蓋は脳または頭蓋骨と思われます．これを用いると高熱が出て，副作用がひどいということは，骨ではなく脳の実質でしょう．人体由来の薬物は実は本草綱目(ほんぞうこうもく)にも35項目記載されています．本草綱目は李時珍(りじちん)（1518〜1593年）が編纂した薬物書です．そして，人体由来の薬は明治になっても売られていました．実際に明治3年（1870年）に刑部省からの公文書で，人の屍から胆囊や脳，陰茎などが取り出され売買されていることの調査依頼が出されています．つまり，使用の実態があったということです．

　また，将軍家の御様(おためし)御用(ごよう)（刀剣の試し斬り役）を代々勤めた山田宗右衛門が，役得として罪人の胆の販売を許可されていました（「江戸の病」氏家幹人，講談社）．

古典マイスター　熱中症

【p320】精気の弱い人は夏季の暑さに耐えられない．暑気あたりを患う人は，精気の弱い人である．性交過多の人などは，必ずこの病になる．慎むことなく精気が弱まっている人の場合は，夏の暑さの中で仕事の無理をすると，その暑さに耐えられず急死することもある．

> **原文** 原文には：注夏病，腎部，腎元，腎気

> **解説**
>
> 暑気あたりや熱中症用の漢方薬は清暑益気湯⑬⑥も選択肢ですね．

古典マイスター　精気薄弱

【p323】生殖エネルギーが弱いのに性欲を慎まないのは古い石垣の石を下から1つずつ抜くようなものである．肥満していてがっちりタイプに見える人は実は生殖エネルギーに欠けていることを見落とされやすく，急死することがある．

古典マイスター　卵とじ

【p323】ひどい咳嗽に，鶏卵を1つ，黄身，白身ともに茶碗に入れ，手を止めずに掻き回し，沸騰した湯を注ぎ，そのまま手を休めずに攪拌を続け，その中に氷砂糖を煎じた汁または白糖を入れる．卵の臭みを取って，これを用いると咳嗽がよく止まる．

> **解説**
>
> このレシピは卵とじですね．咳がひどいときに卵とじを使用したのでしょう．うちの家内も母に子供の頃に同じようなものを風邪のときに飲まされたそうです．各地に伝統的な知恵は受け継がれていったのでしょう．

マイスター修業中　胃拡張

【p325】胃拡張の原因は，消化機能が悪化し，いつの間にか胃に水分が溜まってしまうことである．水分のアンバランスが生じると，その人はひどく渇く．渇くのでたくさん飲み，それが溜まるから水を吐く．吐くとまた渇き，飲んではまた吐く．最後には食べたものも吐く．そしてその吐く水も，普通の水だけではなく，後には種々の腐敗した水を吐く．もしも吐瀉物が煙煤のように黒かったり，海苔を溶いたようにドロッとしたものであれば重症である．この症状にむくみが伴うことがある．腹が痛むことがある．小

蕉窓雑話　三編

便は出るが便秘することが多い．重症になると，日に日に肌肉もやせ衰え，次第に肌はカサカサし，髪も細くなり，精神的にも疲れ，血色も悪くなる．横になって起き上がれなくなると治療法がない．この腹部の所見は生き物を袋に入れたようなもので，次々といろいろなところが盛り上がる．

　この症状は，一般に消化管の機能低下が原因であるから，食事制限が第一である．たとえどのような良い薬を処方しても，食事制限がいい加減では治ることはない．私はかつて，種々の攻撃剤を用い，いろいろな奇薬も試したが，治すことはできなかった．やっと最近になって，食事制限だと悟った．ただし，ひどく虚脱した難治の場合は，患者がどれほど食事制限を守ろうとダメで，早晩死亡する．しかし，多くの場合食事制限を守れば治ることがある．

　食事制限は，1日食事は精米1合．おかゆにして6等分し，1日の食事とする．味噌や醤油を使った汁や魚鳥の肉はもちろん，一切の生もの，硬いものを禁ずる．以上の食事制限を軽いものでは半年，重い場合は1年〜1年半守らせないとダメだ．薬剤も普通の病のように1度に多くを処方してはいけない．かなり小さな剤にして，1日1服を用いる．脈や腹の状態からいろいろな処方があるが，ファーストチョイスは安中散❺がよい．香砂六君子湯加附子，または附子粳米湯なども用いる．甘草粉密湯を用いることもある．

> **原文** 原文には：澼囊，水飲

解説

　胃拡張ですね．幽門狭窄症ですね．イレウスですね．良性胃潰瘍でも胃癌でも起こります．大腸癌や他が原因の腸閉塞でも生じます．今は胃管を挿入して禁飲食にして，点滴である程度の日数頑張り，胃の拡張を減圧し，胃の安静を保てば，狭窄部の浮腫が軽減し，結構食事が通過可能になります．胃管がない時代，そして点滴がなく口からしか水や食事が摂れない時代では，厳格な食事療法が唯一の治療手段だったと思われます．胃癌では出血もするので海苔のような吐物となるので，不治と思ったのでしょう．理屈通りの説明となります．

　「この腹部の所見は生き物を袋に入れたようなもので，次々といろい

ろなところが盛り上がる」とありますが，これは大建中湯⑩を使用する症状と共通します．勿誤薬室方函口訣の大建中湯⑩の項目には，「故に諸積痛の甚だしくして，下から上へむくむくと持ち上ぐる如き者に用ひて妙効あり」とあります．大腸癌などによる腸閉塞により胃が膨満し，吐くことは臨床ではしばしば経験します．そんな病状も原文に書かれている「澼嚢」には混在しているはずです．

黄疸
マイスター修業中

【p338】広い意味での黄疸はどれも消化機能に関係している．附子などがよく効く．黄疸の色は黒色を帯びていて，大抵茶色に見える．60歳以上の老人である場合は，早晩死亡することが多く，10のうち6，7は死んでしまう．

軽い黄疸はよくあるもので，そんなに悪いものではない．まず茵蔯蒿湯⑬などを考えるが，この症状は死に至るものではない．承気湯を用いるようになるまでは医者に行かなくてもすむものである．世間の医者がこの軽い黄疸をさして黄疸というのは大きな間違いである．

真の黄疸は少しずつ進むものである．黄疸に茵蔯五苓散⑰などを用いるのは誤りである．茵蔯蒿は一般に軽い黄疸に用いる薬であって，真の黄疸に用いるものではない．黒色を帯びるものは一般に難治である．

原文　原文には：脾胃，黄胖病，黄疸，発黄，奇効

解説

発黄，黄疸，黄胖，黄病などの病名が混在しています．どうも発黄は軽い黄疸で，軽度の肝障害や肝炎のことでしょうか．黄疸は閉塞性黄疸が重度の肝機能障害と思えます．経過の長い黄疸は不治の病に映ったのでしょう．総胆管結石や胆管癌では治りませんね．重症の肝炎だって治りませんね．一方で，マラリアが土着の病として日常的な疾患であった時代です．マラリアによる溶血で黄疸が生じたことでしょう．そんな黄疸は溶血性黄疸ですから，マラリア（瘧）が治れば，黄疸は自然に消退

蕉窓雑話　三編

したのでしょう．勿誤薬室方函口訣にも発黄の初期に茵蔯五苓散 ❶❶❼ を用いるのは誤りで，茵蔯蒿湯 ❶❸❺ を使用すべきと記載されています．
　「黄胖」とは貧血して動悸が強い病で，青年期の女性に発症するという記載もあります．黄胖は室女病（独身の女性の病気）とも言われています．鉄血乏性貧血や鉤虫症と思われます．

マイスター修業中　生姜を絞って入れる

【p344】小半夏加茯苓湯 ㉑ などは，症状によっては生姜を絞り汁にして入れることがある．

解説

大塚敬節先生は，小半夏加茯苓湯 ㉑，半夏厚朴湯 ⑯，呉茱萸湯 ㉛ などを処方するときに親指大の生しょうがを刻んで入れるように患者さんに指示したそうです．

マイスター修業中　朮と苓

【p345】朮と茯苓を組み合わせるときは，どの漢方処方であっても，消化管の水分過多を是正し，利尿を促進させる働きがある．いろいろと薬を使用して，最終的に朮と茯苓で利尿させることを考えるとよい．消化管は水分過多を嫌う．数寄屋敷でも湿気が強くなると，その地面を損ねるようなものである．水分を蓄えてしまうからいろいろな病が生じる．吉益東洞先生は，どんな病も水分のアンバランスが原因であると言われた．

解説

利水の生薬の代表は，茯苓と朮でしょう．そして猪苓，沢瀉でしょうか．茯苓と朮を組み合わせると利水作用があると断言しています．五苓散 ⑰ は茯苓，朮，沢瀉，猪苓に桂枝（桂皮）です．一方で猪苓湯 ㊵ は沢瀉，猪苓，茯苓，阿膠，滑石で，朮は含まれていません．蒼朮と白朮が分けられたのは5世紀頃からと思われます．水毒を治療するもっとも有名な漢方薬は五苓散 ⑰ です．水毒という考え方がどうも腑に落ち

ないときは，五苓散 ❼ や五苓散類で改善する症状を水毒として簡単に定義することが，わかりやすいと思います．

また昔から，「怪病は水の変」と言われます．処方に困ったときには，水毒が隠れていると考えて，五苓散 ❼ や五苓散類を処方してみるというアイディアです．

古典マイスター　下剤で水分をとる

【p349】がっちりタイプの場合でむくんでいるときに下剤が有効なことがある．消化管の水分を減らすためで，特別な事情があるのではない．壺の中に水が溜まっているときに，下の飲み口の栓を抜き，水をポタポタ垂れさせて取るというのが，下剤をかけるということである．たくさんの水があるときは飲み口を抜かないといけない．そこまで水がなければ雑巾で拭いてもよい．水の量によって異なるのである．

古典マイスター　西瓜

【p350】西瓜を食べると，すぐに利尿するものである．水を飲むと水分過多となるが，たっぷりと飲むと汗に出る．これは西瓜の利水とは異なる．多量の水を飲んで，汗が出るのは，白虎湯を用いて汗が出るのと同じである．

古典マイスター　陳皮

【p352】消化機能を正しく働かせるには陳皮を用いるとよい．胸部の症状を楽にするには青皮を用いる．青皮のほうが効き目はするどい．わざわざ橘皮や柑皮を吟味する必要はない．これらは普通の陳皮や青皮でよい．

原文　原文には：胃気ヲスカシメグラス

古典マイスター 蘇子

【p352】蘇子はちょっと効くものである．これは，一枚看板の役者というような効き目のものではない．特別，それほどの気を鎮める力があるのではないが，ただ気を少々下すことができる．

原文 原文には：チョット肺部ヲスカス

古典マイスター 桑柏皮と麻黄

【p353】桑柏皮や麻黄で咳が治るのは，水分を抜くからである．漠然と咳を止めるのではない．桑柏皮は水気を抜くのが主な働きである．

原文 原文には：水気

解説

桑柏皮を含む保険適応漢方エキス剤は五虎湯 95 と清肺湯 90 です．

この本の奥付に弘化三丙年出版とあります．それをオンデマンド印刷したのが，近世漢方医学書集成 15 の蕉窓雑話（名著出版）です．これは大塚敬節先生の所蔵本の写真印刷です．初編の奥付では 1823 年，二編と三編は 1846 年とありますので，それぞれ別に古書として購入されたのでしょう．

蕉窓雑話

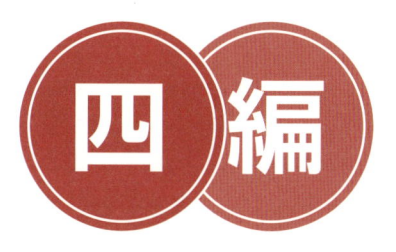

四編

蕉窓雑話　四編

マイスター修業中　鉱物は気分を鎮める

【p361】蛇含石，鉄粉，辰砂（天然の硫化水銀），禹余糧（加水ハロサイトからなる粘土を内蔵したもの），牡蛎などは，いずれも気持ちを落ち着かせるものである．それぞれの働きに少しずつ違いはあるが，きわめて微細な部分まで論じつくすことはできない．発狂の人に辰砂を用いるというのも昔からのことで，色が赤いから心に入り，心を鎮めると言われている．

解説

鉱物中毒は精神作用を引き起こします．ある意味鉱物で鎮静効果を期待するということはそういう意味もあります．保険適応漢方エキス剤で使用されているものは牡蛎だけです．牡蛎を含む保険適応漢方エキス剤は柴胡加竜骨牡蛎湯 ❶❷，桂枝加竜骨牡蛎湯 ㉖，そして柴胡桂枝乾姜湯 ⓫ で確かにどれも鎮静作用がありますね．この牡蛎は鉱物中毒とは異なります．辰砂は硫化水銀の天然のもので，古来より朱の染料として使用されています．水俣病の原因となったメチル水銀とは異なり，辰砂は水に難溶性にて毒性が低いと考えられています．本来，神社の鳥居の赤は辰砂を使用して染めていました．そこで，庶民はその鳥居をこっそり削って鎮静剤として用いたとも言われています．

古典マイスター　嚥下困難

【p364】嚥下困難があっても，きわめて辛いものやきわめて甘いものは通るものである．唐辛子などを用いることもある．煙草で通ることもある．けれども効果は一時的であり，なんの意味もない．

原文　原文には：膈症

解説

「膈症」は，食道癌やアカラシアによる嚥下困難の総称です．煙草なども使用したのですね．

舌診

【p364】白みがあり光って乾燥している舌は，附子を用いるヒントである．一段と赤いものも，黄色いものもある．黄色は薬汁で染まっていることがある．うがいをさせるとよい．高貴な身分の人でも，かまわずうがいをさせて，じっくり見るのである．また，表面が1度剝げて，その下がさくさくとしている舌は，石膏や附子，または四物湯 ㊆ がよい場合もある．

むくみに八味地黄丸 ❼

【p365】むくみが複雑になると，八味地黄丸 ❼ を続行しなければいけない場合と，切り替えないといけない場合がある．八味地黄丸 ❼ を継続するというのは，相撲でがっぷりと組んでつり上げるようなものである．けれどもつり上げたあとに無造作に下ろすと，相手につけ込まれる．十分につり上げてから落とさないといけない．

原文

原文には：水腫，八味丸

解説

勿誤薬室方函口訣の八味地黄丸 ❼ の項目には，「此の方は専ら下焦を治す．故に金匱 少腹不仁，或は小便自利，或は転胞に運用す．また虚腫，或は虚労腰痛等に用ひて効あり」とあります．

【Case 30】 日野屋のある人の大吐血

【p369】日野屋のある人が大吐血を患った．どの医者も犀角地黄湯の類を用い，時々朝鮮人参も服用させることが続いていた．けれども，出血

は激しくなるばかりであった．私はがっちりタイプに起因する出血と診断し，麦門冬湯㉙加黄連・石膏を処方したところ，治った．がっちりタイプに起因する出血は，ほとばしるように出る．ほとばしっている間は湧いているかと思われるほどであるが，多量に出血しながら，すぐに元気になる．

> **原文** 原文には：実火

大量の吐血にお灸

【p370】急に大量の吐血をして，止まらないとき，あるいは気絶した場合，みぞおちにお灸をするとよい．お灸の大きさは中指の頭ぐらいで，数100回もすると血もよく止まる．私が何回もやって奇効を得た方法である．けれども，病人が既に意識消失し，口を開いているような場合は，また別である．

> **原文** 原文には：悶絶，数百壮灸

解説

みぞおちのお灸で大吐血が治るということらしい．お灸は一般家庭でも施行できたでしょうから，こんな知恵のほうが高価な漢方薬よりも江戸時代の人々には大切だったと思われます．

呼吸困難

【p372】持病で呼吸困難を患うものには，四逆散㉟に麦門冬と石膏を加える．麻杏甘石湯㊺を用いることもある．麻杏甘石湯㊺では治らない強い呼吸困難もある．抑肝散㊺加芍薬を用いる方法もある．桂枝茯苓丸㉕料加朮・甘草でよいこともある．

原文 原文には：喘

解説

桂枝茯苓丸料とは桂枝茯苓丸㉕を丸としてではなく，煎じ薬として使用しろという意味です．麻杏甘石湯㊺は「フローチャート漢方薬治療」でも咳の第一選択薬です．

下痢

【p375】下痢で，最初から渋り腹がない場合は用心しないといけない．渋り腹があるのはたいていがっちりタイプであるが，中には弱々しいタイプもある．がっちりタイプの人で，渋り腹が強い場合は，下剤で一旦毒を抜くのがよい．この下剤の止め具合は経験のいることで実際にやってみないと理解しにくい．下剤を少し不足気味で使用するというのは悪くない．多すぎるのは害がある．多すぎると後から止めることができないからである．普通は腰湯をして，体を温めて，汗を出すと，それで元気になるものである．青菜をたたいたような便を下すのはきわめて悪い状態である．黒色の便を下すのも悪い状態である．脚気のときに下痢を伴うときは悪い状態である．下痢で鮮血を下す場合は，多くは黄連などを用いる．けれども中には附子を用いないといけないこともある．

原文 原文には：後重

解説

後重という単語からは，裏急後重（テネスムス）が思いつきます．いわゆる渋り腹ですね．排便してもまだ残便感があり，また排便したくなるということです．テネスムスは細菌性赤痢やアメーバ赤痢で生じます．ここで言われている病態のなかにも赤痢が当然に含まれていたのでしょう．赤痢は江戸時代には土着の病気になっています．

青菜をたたいたような便や，黒い便ということは大腸癌も含まれているでしょう．正確な病名がわからず，わかる範囲で治療法を決めた時代の精一杯の対処と感じられます．

【Case 31】 摂州の二ツ屋村の木屋の人

【p378】摂州の二ツ屋村の木屋の人で 55 歳の者が，去年下痢疾患を患って一粒金丹を服用した．その後，今に至るまで，粘血便を日に何度も下した．ある医者が診察して言うには，渋薬の毒がまだ取れ切れていないとして投薬した．20 回投薬したが，効果は現れなかった．そこで私に診察を求めた．「これは薬の毒が取り切れていないのではなく，もともとあった下腹部痛が原因である．高齢になって下腹部痛がひどくなるのは多くの場合は子孫繁栄のエネルギーの衰えが原因である」そこで，真武湯 ㉚ 加甘草を処方すると，数日で下腹部痛が楽になった．高齢になって多量の粘血便を下す場合は，時によって命を落とす．60 歳以上のものは死んでしまう．真武湯 ㉚ を用いる症状でも，そのときの具合により甘草瀉心湯を用いるとよい場合もある．

> **原文** 原文には：痢疾，腸垢

解説

一粒金丹は弘前藩のよく知られた秘薬で，アヘンやオットセイの成分を含有する鎮痛・強壮剤です．オットセイの陰茎は強壮剤として取引されていました．

腸垢とは粘血便などと思われます．高齢で腸垢（粘血便）が出るとは，大腸癌も含んでいたのでしょう．不治の病に映りますね．

【Case 32】菅谷という者の 11 歳の男子

【p382】菅谷という者の 11 歳の男子が 8 月 21 日に昼食を摂った後に，庭に出て生柿を 2 個取って食べた．約 2 時間ほどして，急にひどい吐き下しをして，翌朝までに 16，17 回吐瀉し，四肢の異常な冷たさは肘膝を過

ぎたが，爪の色は変わらなかった．先生が患者の家に着いたのは翌 22 日の晩であった．多数の医者が議論した結果，附子理中湯（理中湯＝人参湯❷）を用いたが嘔吐は止まらない．附子を除き，陳皮と桂皮を加えたものを用い，さらに，熊胆と人参を用いたが嘔吐は止まなかった．そこで先生は次のように言った．「病人の意識はまだあり，腹部や舌の所見，病気の経過などから，死ぬ病ではない．これは回虫が変動したものであるに違いない」そして理中安蛔湯を指示した．その後，日を追って全快していった．

> **原文** 原文には：厥冷，蛔虫，大吐大下

解説

　寄生虫が原因の吐き下しということです．和田東郭が言う回虫が寄生虫学で言う回虫と同一かは不明です．回虫は全長が 30 cm ぐらいのミミズのような形です．卵は小腸内で産み落とされますが，便と共に体外へ排出されてから孵化します．体外で 1 ヵ月程度して成熟卵になります．成熟卵を経口摂取すると感染します．つまり，直接人から人には感染しませんので，糞便を肥料とすることが激減した現在ではほとんど回虫感染はなくなりました．一方で蟯虫感染は人から人でも感染可能であり，今日でも散見されることとは対照的です．江戸時代は当然のように糞便を肥料として使用していましたので，寄生虫感染はきわめて高率でした．江戸時代の長屋は共同便所で，その屎尿を周辺の農家が買い取り肥料として使用していました．

　柿のへたを煎じるととても苦く，しゃっくりにも結構有効です．しゃっくりには呉茱萸湯❸，半夏瀉心湯⓮，芍薬甘草湯❻⓼，黄連解毒湯❶⓹なども試されますが，民間薬である柿のへたも選択肢に挙がります．確かに勿誤薬室方函口訣の柿蒂湯の項目に，「一老医，此の方に本づき俗間所在の柿の渋汁なる者を濃煎して用ひ，即効を得たりと云ふ」とあります．

【Case 33】ある老婆が急にうつ状態に

【p388】ある老婆が急にうつ状態になり，言葉が少なくなった．嘔吐するが脳血管障害の症状や半身不随ではなかった．門人が六味温胆湯や五味異功散，補中益気湯 ㊶ を試したが効かなかった．そこで私に治療を求めた．丁寧に話を聞くと，すぐに怒り出す癖があり，よく酒を飲んだ．腹や脈の所見から柴胡桂枝乾姜湯 ⑪ 加呉茱萸・茯苓を処方した．3日服用すると，元気になった．柴胡桂枝乾姜湯 ⑪ は水のアンバランスを改善する働きがあり，このようなときに用いて効果がある．

原文
原文には：柴胡姜桂湯，姜桂湯，溜飲，老婆，半身不随

解説
急にうつ状態になり，言葉が少なくなり，嘔吐し，でも半身不随はないということは，前大脳領域や小脳梗塞などの運動野ではない部分の脳梗塞でも説明がつきますね．

脳血管障害の予防

【p391】脳血管障害の予防も，昔から言われているとおりである．下腹部痛を上手に扱うことと，性欲を慎むことが大切である．気分がどれほど高ぶっても子孫繁栄のエネルギーが充実していれば取り返すことができる．病の土台は気分から生じるが生命の根底は子孫繁栄のエネルギーにある．

原文
原文には：中風，疝，腎気

解説
中風は，現代医学的には脳血管障害の後遺症や，脳血管障害と考えると辻褄が合うと思います．半身不随，片麻痺，言語障害，手足のしびれなども中風の症状です．

古典マイスター 関節痛

【p392】家方の土骨皮散は，関節が痛むときの薬である．元は大和の国の民間の伝方である．そこから，関節が痛むときの薬として世間に広まった．

原文 原文には：痛風

解説

痛風も高尿酸血症によるものの他，今でいうリウマチも含んでいると思われます．関節の痛みがあちらこちらに移動することを例えたものです．

「土骨皮散」は歴代漢方医書大成で検索すると，ここでしか登場しません．土骨皮は樸樕とも言われ，樸樕は十味敗毒湯 ❻ に含まれています．

マイスター修業中 発汗

【p392】汗をかいたり，吐いたり下したりした後，身体に水分が溜まることがある．病気の原因が人を侵すとき，全身の水分を動かすため，悪寒や発熱も，この水分の変動が原因で起こる．薬剤が上手く的中して，病気の原因が水分と一緒に皮膚から出ると治る．吐かしたり，下したりして水分と病気の原因を取り去ることもある．ところが薬が的を射ないと，汗は出ても，ただ汗が出るばかりで病気の原因が取れないとうことになり，その後にまた水分が溜まる．この根源は，病人の消化機能に悪いところがあるか，さらに悪い場合は子孫繁栄のエネルギーに問題がある．

原文 原文には：水飲，外邪，水気，邪気，脾胃，脾腎

解説

発汗させて病気を治すのは，傷寒論では表証の病の治療原則です．表

証の病である急性発熱性疾患では，微似汗（じわーっとした発汗）を得れば多くは治癒に向かいます．治療が成功すれば，邪気が一緒に汗口から漏れ出ると考えたのでしょう．失敗時はただ汗が出るばかりで邪気が取れないとも考えたのでしょう．

マイスター修業中　【Case 34】 腫瘤と桃核承気湯 ㉛

【p395】富永町佐野屋某の妻が，ある年の春2月，45歳のときに急性感染症を患った．もともと臍の左に腫瘤が2つあった．発熱しているあいだに，塊の1つを吹き出した．麻糸が絡み合ったようなものであった．その人の腹を診ると，塊物は1つになっていて，四肢の異常な冷たさは肘，膝を越え，脈が触れなかった．脈が手に感じられず，生死の判断がつかなかったので，蝋燭に火をつけて目の近くに突きつけ，まばゆいかと問うと，まばゆくないという．意識はしっかりしていた．先ほどの吐物がある前には黒色の便を下していた．それは黒色の漆のようであった．そこで桃核承気湯㉛を処方した．別の医者は茯苓四逆散をといったが，桃核承気湯㉛と聞いて，帰ってしまった．翌日には四肢の異常な冷たさは改善し，脈もわかるようになり，全身が発熱し，汗が出た．3日ほどで黒色便は出なくなり，7日の頃にはもう1つの腫瘤も吐き出し，腹内の塊はなくなった．次第に力をつけ歩行もできるようになった．出養生ということで木屋町にいた6月に，全身に浮腫が生じ，亡くなってしまった．

原文 原文には：疫，厥冷，塊物

解説

腹腔内膿瘍が塊として触れたのではと思います．それが自然に穿破し，また消化管に穿破して漆のような便となったのではと想像します．そして悪性のものが原因であったからこそ，全身浮腫を来して死亡したのではないでしょうか．

出血

【p397】黒色便で漆のようなものは紙に浸してみると血の色に変わる．また，水に入れてかき混ぜると血の色がわかる．体内から出血するのはどこかの皮が傷ついて，穴があき，そこから出血する．しかし月経などの血は，どこかが傷ついて出るものではない．咳をして血が出るのはいずれにせよ肺からの血である．ところが肺と関係のある鼻から出ずに，口から出るというのも理に合わない．理屈に合うこともあれば，理屈に合わないこともある．

解説

患者さんでも黒色の便が出血であることを知らない人はたくさんいます．紙につけたり，水で混ぜて赤くなることで出血と判断したのですね．「理屈に合わせて言えることもあるが，理屈では言えないこともある」と言っています．西洋医学はサイエンスが根底にありますので，理屈に合わないことは少ないですが，サイエンスよりも経験則が主体の漢方理論では，多数の病気や疾患が混在しています．当然に理屈に合わないことが生じます．当然に例外があります．当たり前のことに思えます．

大柴胡湯 ⑧

【p399】急性伝染病で嘔吐が止まらないときに，そして大柴胡湯⑧が無効なときは，胸に水があり，そこへ熱が集まるために解熱せず，嘔吐も続く．小半夏加茯苓湯㉑を，あるいは小半夏加茯苓湯㉑に生姜を加え用いると汗がたくさん出て解熱する．一方で下痢があるのに大柴胡湯⑧を用いないとダメなこともある．

痔瘻

【p400】痔瘻のひどいものは，その管が背中まで通じているものもある．肛門周囲が蓮房のようになっているものもある．足の方まで管が届いているものもある．衰弱がひどいと死ぬこともある．

蕉窓雑話 四編

> **原文** 原文には：腸風下血，腸風臓毒，脱候

解説

複雑痔瘻のことを説明しています．確かに，背中や足まで痔瘻が伸びることがあります．死ぬことがあるというのは，痔瘻が癌になったのでしょうか．複雑痔瘻の癌化は有名ですが，昔からあったのでしょう．

脱肛

【p400】脱肛を尻の中に収めるには，まず蓮の葉で尻を蒸しておいて，病人をだまして急に入れる．ゆっくりやっては入らない．蓮の葉で十分に蒸し温め，柔らかくなった頃に麻油を塗り，手で脱肛を持ち，その持った2本の指を交互に，根の方からたぐり込むように押し込む．そして手のひらでじっと押さえる．肛門内から出ようとする勢いがあるが，その後，内に転ずる気配があり，出てくる勢いは止まる．そうなったら手を離し約4時間ほど動かないように臥床させる．

解説

手術ができない頃，脱肛（いぼ痔）は辛かったと思います．還納できないいぼ痔は本当に痛いですから．腰椎麻酔や全身麻酔ができない時代は，上記のような方法でなんとか対処したのですね．

【Case 35】医者の脱肛持ち

【p402】私の知り合いの医者に脱肛を何度も繰り返す人がいた．江戸に下る途中，数日間駕籠に乗ったために脱肛が悪化しとても苦しんだ．旅行中のため施すべき手段もなく，甘草一味を鍋で煎じ，その濃い汁で脱肛を洗い，その滓を袋に入れたもので，黄昏時から夜半まで尻を蒸していると，痛みも治まった．

解 説

漢方薬は生薬が通常複数ですが，甘草ひとつのみは甘草湯と称されています．また保険適応漢方エキス剤も存在します．独参湯は人参ひとつのみ，将軍湯は大黄ひとつのみです．

古典マイスター　下腹痛に続く尿閉

【p402】下腹部痛に続く尿閉には五苓散 ❶⓻ などを使用する．一般には昔から八味地黄丸 ❼ を用いているが，これも決まったことでない．脈と腹を丁寧に診て決めるべきである．

原文　原文には：転胞

マイスター修業中　【Case 36】　好色家の尿閉

【p404】普段から好色家の老人が尿閉を患った．ある医者が八味地黄丸 ❼ 類をずっと処方したが，1滴も排尿がなかった．数日経っても症状は変わらず，苦痛も極限になり，私に治療を求めてきた．すぐに柴胡桂枝乾姜湯 ⓫ 加呉茱萸・茯苓を処方し，すぐに治った．最初の医者は患者が好色家の老人であることから，生殖エネルギーの虚脱と誤診し治療を誤ったのである．この病人のように老後になるまで性欲が盛んなのは，生殖エネルギーが人より強いためである．

原文　原文には：転胞病，柴胡姜桂湯，下元ノ虚ニ

マイスター修業中　会陰打撲

【p406】米などを踏むときに，踏み誤って，会陰を打ち，小便が1滴も出ず，ただ血が少しだけ出るときは，まず桃核承気湯 ⓺⓵ を用いるとよい．もしもそれで治らないときは，大黄附子湯を用いる．血が止まるまで用

いる．八味地黄丸 ７ を用いることもある．

解説

会陰打撲に桃核承気湯 61 は有名ですね．

マイスター修業中　脳梅毒

【p423】ある独り者が梅毒を患った．それほどの激しい症状ではなかった．時間が経ってからひきつけを発し，人に向かい合うといつまでも笑い続けるという．また，下肢が攣縮し，目が閉じる．見ようとするが目を開けることができない．舌の具合が悪く言語もはっきりしない．抑肝散 54 に麦門冬・石膏を加えたものを与えたがうまくいかず，紫円で下痢をさせた．最初はうまくいきそうだったが，かえって下肢の攣急がひどくなり，立つこともできなくなった．けれども完全に弱ったわけではない．最初の煎じ薬に白丸子を加えて，服用させると舌も緩み，言語も自由になり，笑うこともましになり，目もはっきりと開き，１人で歩けるようになった．

原文

原文には：癇，白丸子

解説

癇癪を発し，笑い続けるというのは脳梅毒と想像します．

江戸時代の梅毒の頻度は極めて高く，杉田玄白（1733～1817年）は若狭小浜藩の医師として江戸藩邸にいた折に，年間1,000人の患者のうち700～800人は梅毒であったと記載しています．また永富独嘯庵（1732～1766年）の黴瘡口訣にも江戸，京，大坂，長崎では病人の10人中8人は梅毒であると書いてあります．

梅毒に関しては，クリストファー・コロンブス（Christopher Columbus, 1451？～1506年）の率いた探検隊員がアメリカ上陸時に原住民女性と交わって感染し，ヨーロッパに持ち帰り，その後，世界に蔓延したとする説がよく知られています．確かに，本邦では15世紀以前の人骨に梅毒の痕跡は見られていません．本邦での記録では1512年に初めて登場

しているそうです．交通の未発達な時代にもかかわらず，コロンブスによるヨーロッパへの伝播からわずか20年でほぼ地球を一周したことになります．その後，我が国では多数の梅毒患者が発生しました．江戸時代の性風俗に関わるのでしょうが，ここではその解説をすることは控えます．

　猛烈な死亡率を呈する感染症は持続的には流行しません．短期間で宿主が死亡してしまうので自然収束します．ところが梅毒のような経過の長い疾患は，持続的に感染を維持します．

マイスター修業中　梅毒に羚羊角

　【p424】梅毒にマムシを用いることもあるが，今ひとつだ．私も昔は多用したが，それほどすぐれた効果もなかったので，今は用いていない．羚羊角のほうが効果がある．また鹿角の黒焼きを多用した．白焼きの角石も用いたが，羚羊角ほどの効果はなかった．羚羊角には特別な効果がある．

解説

　反鼻はマムシです．羚羊角はカモシカの角．特別な効果と言いますが梅毒にどこまで効いたのでしょうか．梅毒の薬として山帰来（別名土茯苓）が有名で江戸時代には一時期大量に中国から輸入されていました．しかし，その効果はありませんでした．ちなみに梅毒の重い者は山に捨てられる風習がありましたが，土茯苓を服して，治って山から帰って来たところから山帰来と名付けられたとも言われています．

　特効薬の抗生物質の登場は1929年のペニシリンの発見まで待たなければなりません．ペニシリンやそれに続く抗生物質の誕生は梅毒の他，結核，肺炎，皮膚感染性疾患を根本的に治療できる可能性を提示しました．大塚敬節先生は「肺炎に有効な漢方薬は？」という質問に，即座に「ペニシリンで」とお答えになったそうです．漢方に拘泥していなかったのですね．患者を治すための医療ですから洋の東西は無関係ですね．

蕉窓雑話　四編

【Case 37】目の病気を患い

【p431】ある者が結膜炎を患い，両目とも痛みがひどかった．ある眼科医がいろいろと治療したが治らなかった．私が，涼膈散加石膏を主剤として備急円を多めに用いると，病勢が緩み，あとは丸薬を止めて，煎じ薬だけを服用させ全治した．

> **原文** 原文には：風眼

【Case 38】眼科医の柚木太淳の父

【p432】眼科医の柚木太淳の父がある人の目の治療したとき，めずらしい症例にあった．黒目と白目の境から鯛の骨を掘り出して治った．病人が思い出すには，ずっと以前に鯛の料理をしていて，目が痛むので，手で強くこすったことがあったという．

【Case 39】会陰に虫数百

【p434】昔，難波のある家の下女が病気になった．落ち着きなくもだえ苦しんでいる．ある医者が思い立って，下半身を診察してみると，陰部に小さな虫が数百集まっていた．すぐに雄黄で蒸し，苦参湯を用いて治った．

> **原文** 原文には：煩躁悶乱，穀道，前陰

解説

苦参は駆虫剤として有名です．寄生虫は戦前の日本では当たり前のようにいました．蟯虫は盲腸に生息し，夜中に肛門まで出てきて排卵します．そんな小さな蟯虫が，目撃されたのでしょう．メスは10 mm前後でちりめんじゃこのような形をしています．卵は人の口から入ると十二指腸で孵化して盲腸で成虫になります．つまり人から人に感染することが

可能にて，現在でも蟯虫感染は散見されます．

古典マイスター 【Case 40】 武藤が治療した病人

【p435】武藤が治療した病人のはなし．手に腫れ物があり，その中を探ってみると何かがある．日が経つにつれて浮き上がってきて，サイコロよりも大きなものが出てきた．合計5個出てきた．今も箱に入れて置いてあるという．

解　説

サイコロは多くの国で骨を原材料としているそうです．異所性骨化したものが腫れた部分から出てきたように思えます．箱に入れても腐らないのですからね．

マイスター修業中 【Case 41】 いろいろなこと

【p436】杉浦翁のはなし．ある人が夜中に手水鉢に吐いた．翌朝これを見ると，小玉が100個ぐらいある．また別の人のはなし．膝から本物のサザエのようなものが出てきた．また別のはなし．中西の歯が割れ，鋸の形をした骨の様なものがそこから出てきた．

解　説

僕も胃の内視鏡検査を多数やっていたときに胃石というのを見たことがあります．胃の中に確かに石様のものがありました．でも数個でした．胃石はアザラシ，ワニなど歯を持たない動物で咀嚼を助けるためにできるそうです．また，恐竜にもあったそうです．100個もあるとは歯がなかった人の話でしょうか．それとも胆石から胆嚢炎となり，胆嚢が胃や十二指腸に穿破して，そして多数の胆石を嘔吐したのでしょうか．

また膝からサザエのようなものが出てきたというのは，サザエのふたのことでしょうか．膝蓋骨が外傷後などに偶然出てくれば，そんな風にも見えますね．

マイスター修業中　昔の人も嘘をつく

【p436】提肩散などは肩の痛みに用いてもあまり効かない．川芎茶調散 124 も頭痛に用いて同じようには効かない．昔の人の説でも，根拠もなく些細なことで，どうでもよいことも多い．根拠の有無をよく見分けないといけない．根拠のある薬を用いると効くものである．

解説

　根拠のある薬と言われても，現代西洋医学的視点から見ることができる我々には相対的に貧弱な根拠に映ります．患者のための処方選択の知恵と思って利用しましょう．大塚先生は「古典を読め．後は患者が教えてくれる．古人は嘘をつく．わしの言ったことでも，そのまま信用することはない．自分でやってみて，納得したら真似してごらん」と何回もおっしゃっています．

マイスターを気取るには　【Case 42】　薩摩の留守居役の樺山

【p437】薩摩の留守居役の樺山という人が右足を患って15年．騎馬歩行とともに20町も行くと，足が麻痺して動かなくなる．私はじっくり診察して，大柴胡湯 8 を用いた．患者は，以前に甘遂や大黄などで排便を促しても2，3日で効果がなくなり下らなくなるので，大柴胡湯 8 の大黄などで下ることはないだろうと薬に納得していなかった．そこで利害を十分に説き大柴胡湯 8 を続けた．すると大柴胡湯 8 で1日に2回下痢があり，その後2日を経て強い腹痛が生じ，古雑巾のようなものを下した．わかめを固めたようなもので，長さが8〜9寸あった．そして痛みも止まり，足の麻痺も忘れてしまった．その数日後には暑い日差しのなかを，北野神社に行き，昼に戻り東福寺に行き，夕暮れ時に戻り，細川屋敷まで行った．こうして，15年来に苦悩を忘れ，8月に仕事が変わり，琉球に派遣され，度々手紙をよこした．今使っている泡盛を入れる器などは，その人から贈られたものである．

解説

間欠性跛行は不思議なことに大柴胡湯⑧で軽くなることは経験します．1町（丁）は約110 m，1寸は3 cmです．

古雑巾やわかめを固めたようなもので長さが8〜9寸あったということから，広節裂頭条虫，いわゆるサナダムシでしょう．広節裂頭条虫は頭が排泄されないと，また順次長くなっていきます．サナダムシは数メートル以上にもなることがあります．

古典マイスター　口臭

【p439】普段から口の中の臭気がきつい人は，健康体であれば，大黄や石膏で排便を促すとよくなる．

マイスター修業中　【Case 43】私の姪の楢林昌巌のはなし

【p439】私の姪の楢林昌巌のはなし．寛成乙酉の春，ある者が大阪屋敷で役人と論争になり，53歳になる者を切りつけたところ，その傷は背中から左乳の上まで貫いており，傷口から空気が漏れていた．昌巌が行き，その傷を縫うと息が漏れなくなった．次第に回復し傷口も治りかけていたので糸を抜こうとするときになって，喘気が激しくなったが，麻杏甘石湯(55)で落ち着いた．最初に傷を受けた左の肩から腕や横腹を指で押すと，砂を入れた袋のようにしゃきしゃきと音がした．四物湯(71)に大黄，紅花，蘇木を加えたものを用いると，やがて全快した．

解説

外科医の僕としてはどんな道具で縫ったのかに興味があります．外傷性気胸を起こし，それを縫合し，その後皮下気腫となり，握雪音が生じたと思われます．

マイスター修業中　【Case 44】ひとゆすり

【p441】松原才治郎という人は，東洞老人および山脇東洋（1706〜

1762年）の師である．この間亡くなった．松原家の流儀で，亀のような胸，亀のような背などで病気が動かない場合，亀背丸というものを用いる．大黄のみを漆で丸めて投与する．この薬を用いると全身が赤くなるか，あるいは腫れて高熱が出る．この副作用で病が動き始める．その後を見計らって，症状に合わせて薬を処方する．

> **原文** 原文には：瞑眩

> **解説**
> 大黄で下痢をさせて体質を改善する効果は，皮膚疾患で難渋しているときにときどき効力を発揮します．休みの前日などに，その人にとって通常量よりも多い量の大黄含有漢方薬を飲ませて，大量の排便や下痢を誘導します．その後に皮膚疾患に適する漢方薬を処方すると，ひとゆすり前よりも有効に働くことを経験します．

【Case 45】天南星に生姜
マイスター修業中

【p443】江州の侍医の中里忠庵のはなし．その国の金井という者の子供が，あるとき庭で遊んでいて天南星の実を食べてひどい副作用を起こし，呼吸が苦しく，黒い涎を吐き，言葉が出なくなった．守り役の若者は，自分の罪だと同じように天南星の実を食べて苦しんだ．忠庵は生姜の汁を飲ませて，2人ともすぐに楽になった．生姜汁の中に少し天花粉（＝瓜呂根）を入れたということである．

> **原文** 原文には：瞑眩

> **解説**
> 半夏や天南星は噛むとすごいえぐみがあります．噛んでから数分すると現れます．漢方の授業などでも，チャレンジ精神が旺盛な学生さんに

はそのえぐみを経験してもらいます．そしてそのえぐみが生姜で緩和されることも経験してもらうのです．実体験はなによりも心に残りますからね．エキス製剤では二朮湯 88 にのみ天南星が入っています．

「瞑眩」と原典には記載があります．僕は，瞑眩とは適切な治療過程で生じる一時的な不利益と思っています．上記は明らかに副作用のように思えますが．

古典マイスター　肉食

【p444】白鳥を食べると歯を痛める．野生の猪の肉も同様である．どのような肉も多食すると高熱が出る．

解説

明治になって肉食が解禁になったと昔小学校で習いました．僕の昔ですから，40年以上前ですね．ところが，日本では牛や豚を食することはまれであったとしても，馬や猪は食べていたのですね．ですから，馬は桜肉，猪は牡丹肉などと別名がありますね．

古典マイスター　地震と雷

【p444】巴豆にかぶれる人は漆にはそれほどかぶれず，漆にかぶれる人は巴豆にはそれほどかぶれない．これは，雷をひどく怖がる人は地震をあまり怖がらず，地震を怖がる人は雷をあまり怖がらないようなものである．

解説

巴豆が現在国内産としては手に入らないので真偽のほどはわかりません．巴豆は輸入品として入手は可能だそうです．

マイスター修業中　用心する年齢

【p444】一般に人は，19，29，39，49歳といったところで用心すべきである．とにかく，9の字がつく年齢は用心するべきである．

解 説

　現存する中国最古の医学書といわれる黄帝内経（前漢時代：BC 206～AC 8 年）の素問には，女性は 7 の倍数で変化し，男性は 8 の倍数で変化するとあります．東郭の用心すべき年齢とは異なりますね．僕的には，ある期間毎に身体が変化するから，それ相応の対処をしなさいよ，ということと思っています．つまり適度に老いを受け入れることも大切ということです．

【Case 46】ある豪商の母親　実は梅毒

　【p445】ある豪商の母親．長年，患い，やせて，食欲不振があり，気分がすっきりしない．理気湯加紫円を用い，外出や転地療養を勧め，少しずつ気分転換をさせたところ，心持ちは随分ゆったりとするようになった．以前にその人は痔があった．しかし痔を見せてくれなかったので本当に痔であったかどうかはわからない．私が，冗談で梅毒かもしれない．梅毒ならいずれ鼻が落ちる．そして陰門も爛れる．遠回しに質問すると，最初は笑ってはぐらかしていたが，次第に本当のことを言うようになり，結局は梅毒であるとわかった．

原文
原文には：出養生，移精変気

解 説

　ちゃんと診察をしないと誤診しますよということですね．恥ずかしい部分を見せたくない患者さんは今でもいますね．しっかりお話をして拝見することも大切です．
　「出養生」とは外に出て気分でも晴らしなさいといった意味でしょう．足腰が弱くなって外出がおっくうになったお年寄りには僕も積極的に「出養生」を勧めています．

【Case 47】ある貴人の若者

【p446】9歳であるが，元々病がちで，3〜4歳のようにみえる子供がいた．皮膚がうろこのように硬くなり，胸が突起し，亀のような胸の形であった．生殖エネルギーの虚脱であると八味地黄丸❼などを用いたが少しも効果がなかった．私が診察し，馬明湯を飲ませると，数ヵ月で頻尿も治まった．夜尿も治り，亀のような胸も次第に平らになった．

原文 原文には：甲錯，毒候

患者の見方

【p448】病人の肩・上腕・前腕などをさすったりつまんだりするのは，皮膚や筋肉のしまり具合を知ろうとするためである．詳しく診ると，これだけでもだいたいの患者の体格や消化機能がわかる．また，毒がある場合は，人によっては腕の内側に，黒でもなく紫でもない斑点のようなものがある．これは胸などにあることもある．ともかく，病人は最初の一見で，だいたいの様子を察しなければならない．それが診察の第一歩である．そして全体を診て，脈と腹を診察するのがよい．

秘伝の三物湯　薬方の紙を落として拾わせる

【p454】その家で大切に，そして製法を秘密にして守られている処方を家方という．秘伝の三物湯は，元々摂州山田の一民家の薬であった．その村では癰（皮膚の感染症）を患ったものは，医者に頼らずにこの薬を用いていた．それで，この家は大変裕福になった．そのため，薬方を秘密にし，公にはしなかった．子飼いの家来の内でもっともまじめな者を選んで，その者に製薬管理をさせた．その家来は自ら山に入り薬草を採取し，細かく刻んだものを布袋に入れ封をしてから病家に与えた．その煎じ滓も返却させていた．もしも，病家でその封を開いてみても，細かく刻んであるために内容はわからない．製薬の仕事を十分に勤めた者には，田畑を与え，妻子を含めて

4〜5人ぐらいは楽に暮らせるようにした．その家来だった者が大病を患ったが，私の兄の治療で全快し，恩義を感じた．以前から兄はどうにかしてこの癰に有効な薬の処方を知りたいと思っていたが，わからなかった．そこで，この病人が全快し，命を助けていただいたお礼をしたいと言い出したので，その薬の処方を知りたいと言ってみた．この男は，「この薬の処方は他人に教えるわけにはいかない．自分ですら主家を退いた後も調合して世間に広めるということはできず，その代わりに田畑を分けてもらって安楽に暮らしている．それなのに他人に教えては主家に対して道に背くことになる．かといって，命を助けてもらった恩を受けながら教えないというのも義を欠くことになる」そこで，その薬方を紙に書き付け，それをわざわざ落として，拾わせるという形にした．それが今秘伝として用いている三物湯である．

解説

　癰は腫れ物です．面疔や毛嚢炎などは，今では抗生物質がありますので，命にかかわることはありません．ちょっと赤くなる程度の些細な感染症です．ところが抗生物質がない昔は，ひとつ間違えると命に関わる重篤な疾患でした．そして恐れられていたのです．そこで癰に効果がある癰薬が貴重だったのです．

　家方の秘薬などは，それぞれビジネスとして相当の収益を上げたのでしょう．ですから一子相伝で門外不出としました．でもそれでは薬は普及しませんね．薬を作っているものが儲かるだけですね．一方で今時の製薬会社のように，ヒット商品が出れば大儲け，そのために多額の投資をするというハイリスク，ハイリターンでは体力のあるビッグカンパニーだけが生き残りますね．確かにそんな世界の医薬品市場ですね．

マイスター修業中　解毒の薬

【p459】解毒の薬一般で心得ておくべきことは，天地の間の物すべて，それぞれに天性の働きがあり，その中でも特別にお互いに調和しあうようなものもあれば，反発しあうものもある．世間で，「漆千石に蟹の足一本」と言うように，多量の漆の中に蟹を少し入れただけで，その漆が水のようになったり，また，天南星や半夏の毒にあたって副作用で困っている者に生姜

の絞り汁を飲ませただけで，その場で治る．（この間に，一角、犀角、石膏、大黄、麻黄、檳榔、甘草、龍脳、麝香、丁香、胡椒、木香、薄荷、羌活、独活、前胡、柴胡、桔梗、茯苓、川芎、人参、生姜などの名が出る）

このうちひとつとして実際に毒を「消す」ものはなくて，敗毒の名前が付いているのは，ただスカッとすることができるからである．

原文 原文には：敗ル

解説

漆かぶれに沢蟹を潰したものは著効するそうです．松田邦夫先生の御尊父の松田権六翁（1896～1986年）は蒔絵の人間国宝です．漆器の表面に金などで装飾を施すもので，その松田権六翁は当然に沢蟹の効能をご存じでした．

和田東郭は生薬で「毒を敗る」ものはないと言い当てています．「毒を敗る」薬の誕生は抗生物質の発見まで待つ必要がありました．

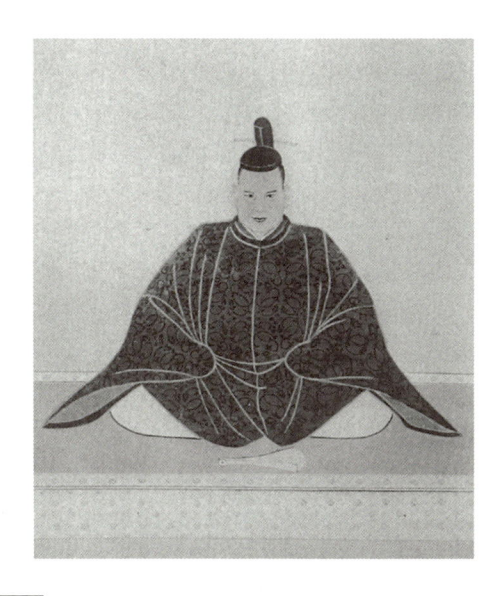

和田東郭肖像画

参考

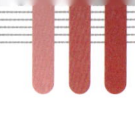

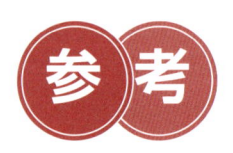

漢名	別名	漢名	別名	漢名	別名
地黄(じおう)	芐(こ)	川芎(せんきゅう)	芎藭(きゅうきゅう)	蜀椒(しょくしょう)	山椒(さんしょ)
桂枝(けいし)	桂皮(けいひ)	香附子(こうぶし)	莎草(しゃそう)	瓜子(かし)	冬瓜子(とうがし)
山薬(さんやく)	薯蕷(しょよ)	梔子(しし)	山梔子(さんしし)	黄土(おうど)	伏竜肝(ぶくりゅうかん)
木通(もくつう)	通草(つうそう)	大黄(だいおう)	将軍(しょうぐん)	車前子(しゃぜんし)	芣苡(ふい)
土茯苓(どぶくりょう)	山帰来(さんきらい)	鷸胡菜(しゃこさい)	海人草(かいにんそう)	牛房子(ごぼうし)	悪実(あくじつ)
瓜呂根(かろこん)	天花粉(てんかふん)	丁子(ちょうじ)	丁香(ちょうこう)	土骨皮(どこっぴ)	樸樕(ぼくそく)
香豉(こうし)	豆豉(とうし)	礬石(ばんせき)	明礬(みょうばん)	甘草(かんぞう)	国老(こくろう)

　漢方薬は動植鉱物界から得た生薬であるが，その名称と実際の動植物学上から見た名実とは必ずしも一致しないものが多い．漢方薬は中国から来た漢名と，日本名（和名）があり，日本で作った漢字名（川骨）があり，漢方にも和名に常用される別名（異名）がある．中国においては漢時代から，晋唐宋，金元明清と一千数百年を経過する間に，名と実が混乱し，各地において別名が生じ，別名が正名となり，代用品が真正品となり，真正品が代用品となり，これを受けてわが国においても漢名，和名，これに応ずる原植物も変更され，名と実を確認することが甚だ困難なものとなった．従って今日本で使用する，又は中国で使用するからといって，それが正真の漢方薬なりや否やが疑問となっているものがなかなか多い．

　　　　（清水藤太郎「薬局の漢方」南山堂より引用，表は一部追加）

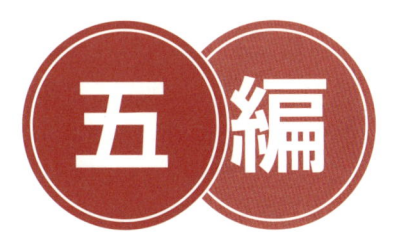

蕉窓雑話 五編

蕉窓雑話 五編

マイスター修業中　妊娠しやすい女性

【p467】一般に，身体がすらりとして尻の小さい女性は，妊娠しやすく，また安産である．肥えている者も，ほどよいものは悪くない．難産する女性は，腰幅が広く，尻が後ろへ出ている．腰の中に余裕がありすぎて，胎児が子宮中で遊び，腰にもたれるから，陰門への移動も時間がかかるのかもしれない．このような女性は妊娠することも少ない．

解説

今でも細い女性のほうが実は安産であることは，日常の会話などにも出てきますね．江戸時代は出産で死亡する女性は2人に1人とも言われています．安産であることは大切な要素でした．そして安産の女性は複数回の出産を比較的安全に行えたのでしょう．

マイスター修業中　南風を引き入れるために北窓を開く

【p469】腹部の症状が改善すると，胸部の症状がよくなることがある．また，胸部の症状が改善すると，腹部の症状がよくなることがある．ここを間違えると，どうしても治療は上手くいかないと心得ておくべきである．南風を引き入れるために北の窓を開くという話がある．北窓を開くヒントをじっくりと見極めて，これを開くべきである．

解説

勿誤薬室方函口訣の大黄甘草湯の項目にも，「此の方は所謂南風を求めんと欲せば必ず先づ北窓を開くの意にて，胃中の閉塞を大便に導きて上逆の嘔吐を止どむるなり」とあります．腸閉塞などで大便が出なければ，嘔吐します．そして嘔吐の治療は大便を出すことというのは現代医学的には当たり前ですが，それを南風と北窓の話で例えるのですね．

マイスター修業中 　陣痛促進

【p470】出産前に出産を促す薬はない．天地自然の道理で生まれてくるのである．特別にこちらから促すものではない．けれども，元気がない場合は，広東人参を粉末にして湯に入れて用いるとよい．たいてい1度に1両ほど用いると勢いがよくなるものである．また，広東人参だけを濃く煎じて用いるのもよい．

解説

　保険適応漢方エキス剤で早流産した報告は1例もありません．ですから，妊婦に使用しても基本的に安全としています．確かに漢方薬の注意書きに，大黄，芒硝，紅花，桃仁，牡丹皮，牛膝などの生薬に早産・流産の危険性があると記載されていますが，もしもそうであるなら，和田東郭が上記のように結論しないでしょう．あくまでも現代的な動物実験での危険性のはなしです．桂枝茯苓丸㉕の別名は催生湯といいますが，和田東郭の経験からこれを陣痛促進剤と考えることは適当ではないですね．

　ここで登場する1両は重さの単位で，1両＝10匁＝1/100貫＝1/16斤です．1両は江戸時代には約42g前後です．傷寒論が書かれた漢代の中国では1両は14gだったそうです．我が国では明治24年（1891年）の度量衡法にて1両は37.5gと定められました．

　ところで傷寒論では，「葛根湯方　葛根四両　麻黄三両去節　桂枝二両去皮　生姜三両切　甘草二両炙　芍薬二両　大棗十二枚擘」とあります．一方ツムラの保険適応エキス剤の葛根湯❶は葛根4g，大棗と麻黄3g，桂枝（桂皮）・生姜・甘草・芍薬は2gのエキスとなっています．日本では通例的に傷寒論の処方では1両＝約1gに換算しています．一方，中国では諸説があるようですが，1両＝3gに換算しているそうです．基本的に日本の生薬の分量は中国に比べて相当少ないと言われています．

　やや詳しく解説を加えると，吉益東洞や尾台榕堂は　1両＝0.94g，大塚敬節や荒木性次は　1両＝1.3g，清水藤太郎は，1両＝1.42gです．（長沢元夫：傷寒論における度量衡和漢薬222号，1971年11月）

五編　蕉窓雑話

マイスター修業中 分娩後の胎盤排出

【p471】難産では胎盤もなかなか下がらないものである．いろいろと試みて下がらず，一通りの草根木皮では力が及ばない場合は，寺などにある土砂を一口病人の口に入れて，後から白湯を少し飲ませれば，たちどころに下るものである．この土砂は寺などで加持した土砂である．

原文
原文には：真言

解説
民間信仰も病気と闘う江戸時代の人々には大切なものでした．麻疹や痘瘡のときは源為朝などの武将を描いた錦絵を玄関に貼って，既に家にはこんな武将がいるといって疫鬼を脅かしたのです．源為朝が追手を逃れて諸国を渡りたどり着いたとされる八丈島では，痘瘡神が為朝を恐れて痘瘡が流行らないと信じられていたからです．

マイスター修業中 【Case 48】土砂の併用

【p471】比叡山のある僧が下痢を患ったという．いろいろと人参・附子剤などを用いたが，下痢が止まらない．もう死ぬのを待つしかないという状態になり，後は健理合方加附子を用いるだけというときに，その人の工夫で土砂を兼用したところ，不思議に全快した．土砂は古代からあるものほど，新しいものよりは優れていることになる．

マイスターを気取るには 【Case 49】大柴胡湯❽で妊娠

【p472】ある女性が長年妊娠しなかったところ，脈と腹を丁寧に診て大柴胡湯❽を用いると，そのうちに妊娠したことがある．

解説
大柴胡湯❽でインポテンツが治ったり，妊娠したりする症例報告は

多数有ります．大柴胡湯(だいさいことう) ❽ でいろいろなことが起こりうることは当たり前なのですね．

　和田東郭は 1799 年 56 歳のときに，医者としての最高位である法眼に叙せられました．その理由は，中宮に子供がなかったところ，和田東郭が診察し，附子(ぶし)で温めることによって皇太子を妊娠したことでした．

マイスター修業中　妊娠している女性

　【p472】妊娠している女性は眼の中が潤んでいる．こめかみの筋にも兆候が出る．人相家はただの青筋や暗い色を帯びているのを妊娠と見る．これだけではなかなか区別しにくい．ただ自然と気をつけて妊娠の兆候を見覚えるしかない．人相家の見方を医術に応用しようとするのは，害になることもある．医術の見方に熟練し見て覚えるようにする．妊娠しているかどうかは，まず横に寝かせて，下着もゆったりと解いて，心窩部から臍下まで軽く何回か撫でてみる．臍下がなんとなく広がっているようで，皮膚にしまりがないような感じがするものである．痘瘡と妊娠は早々と診断を下さないことである．そのうちにはっきりとするのだから，その場なりの判断で治療しておき，どのような結果になろうと害がない手当をして納得させると安心する．決して簡単に先走った決断をしてはいけない．

解説

　痘瘡（天然痘）と妊娠は時間経過ではっきりするので早合点の診断は要注意ということでしょう．今のように妊娠判定のスティックはありませんので，生理が止まってもしばらくは，本当に妊娠かどうか気を病む日が続いたのだと思います．痘瘡は高熱が 3 日続いて，その後，顔から全身に水疱が広がります．ともに時間が経てば確定します．

マイスター修業中　女性の顔の見方

　【p475】女性の顔を見るときは，必ず自分の手を相手の眉に当て，目を覆ってみるようにする．目を合わせれば恥ずかしがるからである．

解説

今時，女性の顔を診察するのに，このように目を覆う気遣いをすることは不要ですね．しかし，昔はこんなことまで気を配っていたのですね．

古典マイスター　妊娠中のお灸

【p475】一般に，産前産後のお灸を禁じていることが多い．これは思い込みで，私は賛成しない．女性は妊娠すると，腰や腹の気の巡りが悪くなる．普段から下腹部痛などが強い女性は特に腰や腹の巡りが悪くなるので，いつも以上に頻繁に灸治療をすべきである．

古典マイスター　妊娠時のむくみ

【p476】妊娠後月日が経っても腹が大きくならないのは，多くの場合強い下腹部痛があり，それが胎児を締め付けているからである．受胎すると膀胱なども押されるために排尿もしにくくなり，いつものようにはいかない．出産前でも後でもむくみがある場合は，食事制限が最も大切である．

原文

原文には：疝，水気

マイスター修業中　【Case 50】死産

【p477】前方藤洞院の畑という人の妻が，妊娠中に脚気で，軽い運動麻痺でむくみを患っていた．いろいろと処置をしてやっとむくみが取れた．その後の出産の際，足が軽い運動麻痺であるために正座することができず，べったりとへたばっている姿勢では，胎児が産門近くまできていながらなかなか出ない．胎児は死胎であるから勢いもなく，そのままでは出てこないようであった．よって，下に枕を置いて，後ろから産婦を抱きかかえて，どっと落とし，枕に尻餅をつかせると，胎児が飛び出してきた．その前にあらかじめ人参・附子を多く飲ませておいた．

> **原文** 原文には：痿弱，水気

> **解説**
> 死産の胎児を出す方法でしょうか．人参・附子を飲ませておいて，尻餅をつかせて取り出したということですね．

妊婦の腹帯

【p479】妊娠中の帯も実は必要ない．腹の上から帯でくくっておいたからといって，腹の中の状態がよくなるものではない．これはかえって内部の巡りを悪くしてよくない．

> **解説**
> 日本には古くから，妊娠5ヵ月目に入った最初の戌の日に，妊婦さんが腹帯を巻いて安産祈願のお参りをする風習があります．我が家も水天宮にお参りに行きました．和田東郭が必要ないといっても，神様にお参りに行きましたよ．医療行為としては無意味でも，なんだか昔の風習に従っていることがありますよね．それで結構楽しいものです．
> 一方で江戸時代の祈祷やまじないは今よりも切実です．だって疫病は天災と同じで自分の力では防ぎようもなく，また漢方の効果もあまり期待できないからです．ですから神に参り，まじないをしました．痘瘡になると病児の部屋に痘瘡神をまつり，そして部屋中を痘瘡神が好きな赤一色に改めました．

胎児の性別

【p479】胎児が男なら妊婦の腹が凸であることが多く，女ならべったりしていることが多い．けれどもその様子だけで一概に言い切ることはできない．

> **原文** 原文には：ベツタリシテ

解説

　今でも「お腹が出ているから男の子だよ」などという会話を妊婦の間で耳にしますね．どこまで本当かわかりませんが，性別は親も周囲も気になるところ．そんなちょっとした会話の参考になる程度のことでしょう．でも実はその裏に僕が知らないようなしっかりしたサイエンスがあったりして….

〈マイスター修業中〉 座位出産

　【p479】出産間近になっても，すぐには座卓にもたせかけず，横に寝かせて，力が入るときに肛門を優しく撫でるように押してやるとよい．胎児の勢いはなかなか強く，最初は肛門に突き抜けようとするから，注意しないと陰門と肛門の間が破れてしまう．胎児が強く肛門へ向かってくるときは，こちらからも強く押さないといけない．座卓にもたれてからも，同じようにする．ここを押すと，妊婦は随分楽になるもので，しかも胎児の頭が陰門の前方に向かうので，具合が良い．産婆は自分が前から施術するのに邪魔になるので嫌がるが，かまわずに押し続けるとよい．

解説

　分娩は座位が楽なのでしょう．江戸時代の分娩は座位です．和式のトイレで子供を産み落としたといったこともありました．座位で産むのが自然なのではと思います．現代の出産台は西洋医の産科の先生が内診をしやすいように砕石位となっていると思います．

〈古典マイスター〉 妊娠悪阻のときのお灸

　【p481】妊婦にお灸をすえる場合，悪阻がひどいなら，悪阻がおさまってから灸を始める．悪阻のときのお灸がいけないのではく，悪阻のとき

は食欲もなく吐いたりもするから，そこにお灸をしてはかえっていろいろと煩わしくなるということだ．

古典マイスター　妊娠悪阻のときの治療

【p481】悪阻がひどい妊婦は，結核と間違えることがある．けれども丁寧に診察するとどこか違っている点がある．はっきりと悪阻だということがわかれば，理解しがたい症状・所見がいろいろとあっても，驚くことなく治療すればよい．

原文 原文には：労

解説

ここの労は結核だと思います．ひどいつわり（悪阻）は結核と間違えたのですね．悪阻とわかれば心配ないということです．

マイスター修業中　【Case 51】恵美寿屋の妻の妊娠悪阻

【p482】恵美寿屋の妻は悪阻がひどく，血を吐くようになり，皆ひどく困惑していた．注意してみると，肌や筋肉などは全体としてわるくなかった．横にならせてお腹を診察すると，臍より下はしまりがないように見えるが力はある．その他にも妊娠の兆候があるので，悪阻だということで治療し，落ち着いていった．血を吐いたというのは，注意深く見ると，本当の吐血ではなく，強くしゃくり上げるので喉が傷ついて，そこから血が出たのであった．それで，その後も喉が痛むということがあった．これも心得ておくべきことである．

マイスター修業中　妊娠悪阻の原因は気分

【p483】悪阻の原因は気分である．受胎したことで気分が変動し，それで心の状態が悪くなり起こるのである．一般に妊娠すると普段とは異な

る状態になり，いろいろ理解しがたいことも起こる．梅をほしがることもある．悪阻がなかなかおさまらない場合は，脈や腹を総合的に診て，小半夏加茯苓湯㉑あるいは症状に合わせて附子を加えて，あるいは附子ともち米の類，その他を適宜加減して処置すればよい．重々しく処置してはよくない．悪阻に間違いないとわかったなら，強いて急いで止めようとせずに，ほどよく処置して，変動を見守っておけばよい．

原文 原文には：肝気

解説

悪阻はつわりの激しいものですが，入院し点滴治療ができないときは，なんとか小半夏加茯苓湯㉑などでだまし，だまし対処したのです．吐いても吐いても少量の小半夏加茯苓湯㉑を飲ますと有効だったそうです．人参湯㉜もつわりには使用され，こちらは温服で，小半夏加茯苓湯㉑は冷服です．

お灸で楽になる

【p484】一般に，人の腰や腹はふだんでも巡りが悪くなりやすいが，妊娠月数が経過するにつれてさらに巡りが悪くなるものである．妊娠月数が経過するにつれて，だんだんとお灸をすえると，腹の中の巡りもよくなり，胎児も住みよく，妊婦も楽になり，出産時の腰や腹の痛みも軽くなる．

妊婦を治療する心得

【p485】妊婦を治療するときの重要な心得は，心窩部をスカッとさせることである．そして下腹部痛を楽にすることである．

妊娠後期の排尿困難

【p485】妊娠8，9ヵ月から臨月の頃に，排尿困難になるものが多

い．これは胎児が次第に成長して，恥骨の内側まで下がるようになれば，胎児が膀胱を押して尿口が締まり，小便が出なくなる．毎日腹を優しく押して胎児をかき上げ，恥骨の内側に迫らないようにすると小便も通じる．

> **原文** 原文には：小水不利

マイスター修業中 妊娠中毒症

【p486】妊娠中の水気もわずかなら後まで残って問題ないが，激しいむくみが現れる場合はうまく処置して出産前に水分を抜かないといけない．そうしないと，後で必ず問題となる．その処置の仕方は，普通のむくみと同じように，食事制限を厳しくして，塩分なども控え，症状にあった処方をし，やさしく腹を押すことを繰り返せば軽快する．世間の医者は，食事制限をしては胎児を養うことができないと，食べたいだけ食べさせ，水分を抜くことができず，妊娠中の水分は元々とれないものだと考えているが，それは愚かなことである．どれほど食事制限をしても，普通の人が我慢できる程度のものであれば，妊婦も疲弊などしないものである．

> **原文** 原文には：水気，水腫，按腹，塩気

> **解説**
> 妊娠中のむくみには「塩気」を控えろと書いてあります．驚くべき観察眼と思います．

古典マイスター 見分けにくい妊娠

【p488】見分けにくい妊娠は，目を注意してみて覚えるように．腹も強く押してはかえってわかりにくい．軽く撫で下ろしてみると，何となく臍下に力があり，ぱっとしているように感じられる．妊娠中に嘔吐したり食欲がない場合も，嘔吐が止まり，食べられるようになると，胎児が浮き上

がってわかりやすくなる．

マイスター修業中　妊娠中の強い腹痛

【p488】妊娠中の強い腹痛には，香蘇散㊆を併用すると思いがけない効果がある．

解説

現在，妊娠で使用する漢方薬はつわりに小半夏加茯苓湯㉑，空咳に麦門冬湯㉙，そして風邪には香蘇散㊆または桂枝湯㊺です．妊娠していないときは麻黄湯㉗や葛根湯❶，麻黄附子細辛湯㊻が身体に合っていた人も，妊娠時は麻黄を含まない漢方薬の方が，功を奏することが多いのです．妊娠中は虚証に傾くと説明してもよいですね．

マイスター修業中　【Case 52】出産前からの運動麻痺

【p489】ある女性が出産前から脚気となり運動麻痺を患っていた．排尿困難があり，3，4日にやっと1回というほどであった．その腹部所見から柴胡桂枝乾姜湯⓫加呉茱萸・茯苓を用い，いろいろと説明したが，話のわからない人で納得してもらえなかった．足が運動麻痺しているのをことさら辛がったが，薬だけを服用させているうちに，次第に小便も出るようになり，1日4回ぐらいは出た．そして立ち上がれるようになった．

原文

原文には：痿弱，姜桂

古典マイスター　東郭の子供

【p490】俗に8月の子は育ち，9月の子は育たないというのは激しい思い込みである．私の子供は男女2人とも9月に生まれた．女児は生まれたときは病弱であったが，今はきわめて健康である．男児の方は，まだ幼くて少し弱い感じがするが，これは妊娠9月になって5日ほど昼夜をわかたず

脱血したためである．予定日を超えて生まれるのはよいことである．予定日を超えても心配せず，そのままにしておくとよい．

> **原文** 原文には：妄説

解 説

　ちょっと，暦のお話をします．今は太陽暦＝新暦，昔は太陰暦＝旧暦と言われていますが，実は旧暦は太陰太陽暦です．年は太陽暦で刻み，月を太陰暦で表示します．新暦となったのは明治6年からです．旧暦の明治5年12月3日が，新暦の明治6年1月1日となりました．さて，太陽暦では1年は365日ですが，太陰暦では354日です．月の満ち欠けは1サイクル29.5日ですので，12倍すると354日になります．よって太陰暦では閏月を入れて，ある年は384日になります．こんな難しい暦は自分では作れません．そこで幕府の天文方が作成していました．さて，太陽暦では3月21日に春分が来るように定められていますので，季節の変化はそのまま月の変化です．ところが太陰暦では毎年11日のずれが生じ，それを閏月で修正しますので，季節の変化と月が一致しません．そこで，二十四節季（春分，秋分，夏至，冬至など）で農作業などの基準としたのです．一方，日付は太陰歴では月の満ち欠けを見れば推測可能です．新月が1日，満月が15日ですから．

　季節の暦からは1ヵ月のずれが生じることもある江戸時代の暦で，8月は育ち，9月は育たないというのは，根拠がなさそうですね．和田東郭は妄説と言い放っています．

　ついでに時刻の話をします．一時刻は2時間と言われていますが，実はこれは「だいたい」2時間です．なぜなら，日の出を「明六つ＝卯の刻」，日没を「暮六つ＝酉の刻」とします．そして昼の時間を6等分し，真ん中を「午の刻」，夜の時間を6等分し，真ん中を「子の刻」とします．ですから，夜と昼の時間が同じ春分と秋分の日だけ，正しく一時刻が2時間となります．

　まあ，今のような電波時計がある時代ではなく，電車が1分違わず走る時代でもないので，こんなアバウトなほうが暮らしに即していたのだ

ろうと思います．ちなみに正午とは午の刻ですね．

妊娠中や出産後の月経 〈古典マイスター〉

【p491】妊娠初期にも月経があることがある．月が経ってからも月経があることがある．悪阻のときに月経があることもある．妊娠中にずっと生理があることもある．これらはその人の体質によることであるが，普通のことではない．このようなことは 10 人に 1 人ぐらいしかいない．また出産の翌月から月経があることもあり，2 年ぐらい経ってからやっと始まることもある．普通は出産した月までいってから月経が始まるものである．

解説

昔の出産後の月経の再開は出産後 12 ヵ月だったのですね．授乳していれば月経がこないという観察はなかったようです．

流産 〈古典マイスター〉

【p491】妊娠中に体温が高い状態が続くと堕胎するものである．あまりにも体温が高いときは大黄や硝石などを用いて害はない．また，巴豆なども症状によっては用いるとよい．理由があれば処方して問題ないということである．麻疹などでは胃腸に熱がこもって油断すると堕胎してしまう．また，妊娠中に急性伝染病で高熱が出ることは最も恐れるべきことである．

堕胎薬 〈マイスターを気取るには〉

【p492】世間に堕胎させる薬はいろいろあるが，飲み薬で使用しては，決して堕胎しない．堕胎させるのは座薬である．また水銀を飲ませた妊婦は必ず奇怪な病を起こすものである．

解説

安全な堕胎薬はどこの世界でも，いつの世でも，切望される薬です．残念ながら漢方の内服薬にはそのようなものはないのです．少なくとも

座薬でなんらかを使用しないと堕胎しないのです．水銀を飲ませると奇形が起こることも知っていたのですね．妊婦の水銀摂取が子供に影響することは水俣病で有名になりました．水俣病の水銀はメチル水銀で高率に体内に取り込まれます．

　江戸期の堕胎と言えば中将流が有名です．元禄のころから堕胎専門で繁盛した産科です．中将流産科の表看板には「元祖，月水はやながし，中将流婦人療治　げんなくば礼不請」と書かれていました．そしてこんな川柳も登場します．「仕方なく建て看板の医者へ行き」

　今のように本が簡単に印刷できる時代，インターネットが当たり前にあるような時代と異なり，正確な昔の情報を得ることは結構難しいのです．そんなときに，庶民の暮らしを垣間見ることができるもののひとつが川柳です．

　今のように便利な生理用品がない時代，そんな江戸時代はどうしていたのでしょうか．こんな疑問を解決することも難しいのです．ある人はふんどしのような布でがんばったとか，和紙を使用したとか，ある人は昔の人は膣を閉めることができて，よほど生理がひどい日以外は排尿時に処理できたとかいう意見もありました．前述の酒井シヅ先生にも直接伺ってみましたが，わかりませんでした．たかだか 200 年前のことが実は正確にわからないのですね．

古典マイスター　流産癖

【p492】妊娠 4, 5 ヵ月で流産する癖がついてしまうのは，1 つは妊娠中に繰り返し性交するからである．もう 1 つは下腹部痛がきついからである．性交を厳しく禁じ，元気をつける薬を用い，1 年間は空けて妊娠させるようにすると流産しない．

原文　原文には：疝

古典マイスター　妊娠中と産後の下痢

【p493】妊娠6,7ヵ月から下痢することがある．産後に下痢することがある．1年あまりも止まないで，皮膚の筋肉も弱り果て，激しく衰弱する．また下腹部痛が原因で同じようになることもある．妊娠による衰弱と紛れやすい．甘草瀉心湯（かんぞうしゃしんとう）を用いないといけないことが多い．

> **原文** 原文には：褥労，疝

マイスター修業中　【Case 53】妊娠中の痘瘡

【p494】ある女性が妊娠中に痘瘡を患った．その痘はすぐに終わり，数日後に安産で出産したが，その児は痘を起こし，膿を出したままで生まれた．母親は5分ほど，児は2,3分ほどの軽い痘であった．

マイスター必須知識　未婚の娘の妊娠の対応について

【p495】未婚の娘を治療しかかって，妊娠していることが次第にはっきりしたとき，そのままにして治療を続けては問題が起こる．けれども，本人に直接言うのもうまくない．その親に事情を告げねばならない．そのようなときの心得というものがある．粗略な扱いをしてはいけない．どのような親でも我が子にそのような不埒なことがあったと分かれば，必ず驚きうろたえる．冷静に受け取ることができないものである．我が子に直接問いただし，娘が自殺をするというような最悪の結果になることもある．ひとつの命をおろそかにしてしまうということは「済生の道」に背くというもので，気づかなかったほうがましである．医者という者は，済生の心を第一とし，冷静に対処させ，事が起こらないように仕向けるのが本来の役割である．冷静に対処する一例を挙げるなら，まず親に娘に妊娠の兆候があるのを知らせ次のように言う．「親の心得違いから命を粗末にすることも起き得ます．このことを肝に銘じてください．娘さんに秘密にしていた恋人がいて，妊娠してしまったのなら，世間に対してそのままではすまないことです．娘さんとしても秘

密のうちにそうなったのでは，褒められたことではなく，世間的にも恥ずかしいことですが，世間に例のないことではありません．こうなった以上は，上手に対処するのが親の慈悲というものです．もしも直接娘さんにいきさつを詰問すれば，予想外の事態も起こりかねません．こういうことは2人の中に入って逢い引きを段取りをする人がいることなので，まず心当たりの年配の下女などから事情をよく聞き出して，相手の人物に問題がないのなら，養子に迎えたり，先方に嫁に出したりするのがよろしいでしょう．結婚の時期から考えて，やや早めに出産する点など，世間の風評が気にはなりますが，しばらくすれば何でもなくなります．もし相手が思わしくないのであれば，早いうちに事情を告げて，縁を絶ってどこか遠いところで出産させるといいでしょう．決して処置を早まって堕胎などさせてはいけません．孫を殺すことになるだけでなく，時期が悪ければ娘さんまで死なせることになります．このことをよく理解されて，これから家に帰ったあとに，うろたえた処置をしてはいけません．まずは何も知らない振りをして，熟慮の上に方策を決めればいいのです」などと説明し，全体の段取りを了解させればよい．そうしないで堕胎などさせては，せっかく人のことを思っていながら，かえって命を傷つけるきっかけを作ったことになり，医の道に背く結果となる．

解 説

この文章は大好きですね．望まれない妊娠に対して，親への接し方を和田東郭が語ったものです．もちろん現代にも通じる医師としての優しさと思います．

古典マイスター　後産（あとざん）のこと

【p500】出産前から下肢などにむくみがあり，後産（あとざん）で，胎盤が出ず，むくみも続く場合は，水分を抑える薬剤を用いると古血の溜まりも通じて軽快する．

後産で胎盤が出ない場合は，多くは下腹部痛が原因である．後産で胎盤が出ないというときは，特別な事情がなければ，桂枝茯苓丸（けいしぶくりょうがん）㉕ を用いるが，穏やかな処方であるから，将軍（大黄（だいおう））を加えて用いるとよい．生理痛が激しく，四逆散（しぎゃくさん）㉟ の生薬を足したり抜いたり工夫しても楽にならない場合

蕉窓雑話　五編

は，芎帰湯合甘草乾姜湯でよく和らぐ．

> **原文** 原文には：水気，疝，瘀血

古典マイスター 【Case 54】産後の大嘔吐

【p503】ある女性が産後 20 日の頃に大嘔吐し，数日止まらなかった．左胸の下がひどく痛んだ．私は呉茱萸湯 ㉛ に広東人参を加えて用い，うまく治った．

マイスター修業中 産道・尿道裂孔

【p504】難産のために尿道と産道がひとつになるのは不治の病である．しかし時間が経過すれば痛みはなくなる．尿意が頻回で渋るときは，下腹部痛による場合が多い．陰門に爛れがあるときは気をつけないといけない．下腹部痛による場合でも四物湯 ㋽ や八味地黄丸 ❼ などの滋潤剤を用いるべきときがある．四逆散 ㉟ の生薬を足したり引いたりする工夫でうまくいく場合が多い．

> **原文** 原文には：疝

> **解 説**
> 　現在，出産時は会陰切開をして，会陰損傷を防止しています．学生の時会陰切開を初めて見たときは，失神しそうになりました．会陰部をはさみでガサッと切っても大丈夫で，そしてその傷は何事もなかったかのように綺麗に治るのですね．びっくりしたものでした．しかし，今でも会陰切開が不十分，不適切で肛門括約筋が断裂し，妊娠後の便失禁に苦労している経産婦はいるのです．

産後のめまい

【p505】産後のめまいには2種類ある．とにかくうんうんと言いながら上向くようにするのはがっちりタイプで心配ない．うつむくのは悪い状態で，すぐに死んでしまうことが多い．このような者を私は既に20人も見た．多量の出血をしている場合はこれとは関係ない．出産時にいきむ声が大きく聞こえるのは問題ない．このような者はがっちりタイプであるから，めまいがしてもうつむかない．襖越しに聞いても音がせず，そのうち児の泣く声で生まれたのがわかるというのは，妊婦はとても衰弱していて，必ず異変があるものである．世に言うとおり青竹を握り砕くというぐらいの勢いがある産婦は問題ない．下痢の渋り腹と同じ道理で，がっちりタイプの場合はいきむ．このようなときに酢を嗅がせるのは無用である．また，産後の大出血でも死ぬ状態とは限らない．出産前の大出血でも同じである．

【Case 55】産後のうつ

【p506】ある女性が産後にひどいうつとなった．いろいろと按摩などをした．黒薬なども使用したが，改善しない．私が診察すると，肋骨弓下の圧痛がひどく，強く押してもぎゅっとも言わず，動悸もなく，吐こうとしている．そこで四逆散(しぎゃくさん)㉟に生姜(しょうきょう)と紅花(こうか)を加えて用いると次第に改善した．

原文 原文には：鬱冒，胸脇苦満

解説
妊娠後のうつ病でしょうか．産後のトラブルは瘀血(おけつ)と考えたのでしょう．マタニティーブルーといった文言もこれでしょうか．

産後の腹痛

【p507】産後の後陣痛には芎帰湯(きゅうきとう)に甘草乾姜湯(かんぞうかんきょうとう)を合わせたものを用いる．出産時の変化で元々あった下腹部痛が動き始め，そのために気分も塞

がり，悪露も自然と滞ることで，この痛みが出るのである．この症状では下腹部痛を緩めることがまず第一である．下腹部痛が緩めば悪露も減り，痛みは自然と止まる．どのような治療でも先手と後手の区別をしなければならない．順番を間違えると病は治らないものである．

> **原文** 原文には：疝，児枕痛，悪血

> **解 説**
> 「児枕痛」とは出産後に胎盤を排出するための痛みで，後陣痛とも言われます．原文にある「悪血」は瘀血（おけつ）と思います．

乳の良し悪し 〈マイスター修業中〉

【p508】乳房にも良し悪しがある．まず垂れ乳はよくない．ひどく垂れている乳は，夏などに乳汁が腐って子供がお腹をこわす．
　○不相応に乳房が大きく，穴がひとつのものは乳汁が出ない．
　○さし乳というのはよい．大さしと小さしがあり，小さしがさらによい．穴が 14，15 はもっともいい．さっと乳汁が出る乳がいい．
　○乳と乳の根の間が行き合っていて，その間が空いているのは根が広いからよい．
　○みちちというのは，見極めが難しい．この乳はとてもよくない．これを漢文にすれば肉乳とでもなる．きわめて美しく青筋がたって良い乳のように見えても，ひねってみると肉が張っている．皮膚と肉の境目がよくわからない．この乳は乳汁が少ないから，その乳児はかならず痩せる．良い乳はどれほど張っていても皮膚と肉が別々にわかるものである．
　○また産婦の乳首が起き上がりにくいものがある．
　○出産後すぐに乳汁がたくさん出るのは，そのうちに止まってしまう．3日もしてから少しずつ出始めるのがよい．

> **解 説**
> 実際に，原文でも○を使用して，順次記載があります．

乳汁が出ない

【p510】乳汁が出ないときは，特別な事情があるのではなく，ただ出ようとして出ないだけである．極上品の天花粉を葛餅のようにして砂糖をつけて，3斤ほども食べると必ず出る．

解説

　人工のミルクがない時代，お乳をもらえないことは子供にとって一大事です．

　乳汁が出やすい乳か，出にくい乳かは大切なことだったのです．高貴な方や富裕層は乳母がいたでしょう．また庶民はお乳を分け合ったそうです．お乳が出すぎる婦人は他の子にもあげたのです．いくらふんだんにお乳が出る人も明日はわかりません．ですから当たり前のようにお乳による相互扶助社会であったようです．

乳癌

【p510】乳癌は不治の病である．この病で悪臭のひどいものは，特に不治である．ひどい場合は，薬紙にまで悪臭が移るものである．1, 2度出産した者で乳癌になるのは，10のうち1もないぐらいである．多くは出産していない女性である．全体に種々の気持ちがうっ屈したことが原因であるから，それに古血の溜まりが加わり悪臭が強くなっているのである．この症状を患う人の多くは綿密な性格である．初期段階の碁石ほどの大きさのときには気づかないもので，桃より大きくなってからではもはや不治に帰するしかない．腫れてしこりのあるところは碁石のように硬い．このことで他の腫れとは区別できる．硬いから岩という名が付いたのであろう．腫れた後で岩の形になるから岩というのではないであろう．我が家で祖父の代から現在まで，3代にわたって乳癌を多数経験してきたが，治癒した者はわずかに1人である．それは40歳未満の女性で，ある夜寝ていて，ふと自分の乳をひねってみて乳の中に碁石のようなものを見つけた．それで私の兄に診察してもらった．兄は丁寧に事情を説明し，本当の乳癌なら遅くても7, 8年，早い場合は2, 3年で死んでしまうから，今から覚悟し死んだ気持ちになって家

事も止めて養生に努めるように指導した．もしかすると治ることもあるかもしれないと，その夫に移精変気のことなども教えた．それ以来，兄の所まで1里ほどあるところを，2, 3日に1度ずつ診察にやってきた．その他は，気晴らしのためにいろいろな所に旅行するなどして，その人は門徒宗であったから毎日お寺参りをして，その間も服薬や灸治を続け，3年たった頃には最初の碁石のようなものが消えて治ってしまった．

> **原文** 原文には：乳岩，瘀血

解 説

華岡青洲が通仙散（つうせんさん）を開発する過程は有吉佐和子の小説「華岡青洲の妻」で有名です．「癌を漢方で治してくれ！」と懇願する人が僕の外来にも見えます．そんなとき，「漢方で癌が治れば，華岡青洲は乳癌の手術をする必要はなかったですよね？」と言うと，多くの患者さんは漢方の限界をわかってくれます．乳癌に漢方は無効であることを，和田東郭も当然に知っていました．

また，乳癌は出産経験のない女性に多いということも言い当てています．蕉窓雑話の中で，乳癌以外は病名としては登場しません．手術という治療手段も，病気の原因を探るための病理解剖も行っていないのですから，身体の中に生じている癌を理解することも想像することもできなかったのです．乳癌は体表の癌ゆえ，乳岩として観察が可能でした．

古典マイスター　女性のおりもの

【p513】女性のおりものの赤白は関係ない．けれども白くて臭気の強いものは最も悪い．水が混じっているのも良くない．

古典マイスター　深部静脈血栓症

【p513】血塊で腹が腫満するもので，腹皮に多くの青筋が現れているものは治りにくい．一般に，形が丸い塊は小さい状態でもとれにくい．

> **解説**
>
> 僕の血管外科医としての直感です．腹に腫瘤があり，皮膚に静脈の青筋が浮いている．これは大きな腫瘤による下大静脈の圧迫で深部静脈血栓症（DVT）となったことが原因です．

【Case 56】ある女性の流れ出す膿

【p514】ある女性が，乳と背中に流れ出す膿があって，とても憔悴していた．ある日臀部にひどい痛みを感じ，それは肉の中を槍で突かれたような感じであった．けれども，腫れものがあるようには見えなかった．また痛むわけでもなかった．しかし起きたり寝たりはできなかった．小便は頻回で，身体には間欠的な発熱があり，食事も受け付けず，つらさは極まった．私が診察をすると，左の臍のわきにひとつの腫瘤があって，これを押すと臀部へ突き抜けるようであった．そこで四逆散 ㉟ に呉茱萸・牡蛎・劉寄奴を加えたものを用いた．3日でそれまでの症状が消えた．ただ，流れ出す膿はいまだに治っていない．極度に衰弱した病人で，その理屈がつかないときは，非常に危険である．

> **原文** 原文には：流注毒，ホックリトユルミ

【Case 57】髪の中から火が

【p515】松原才治郎の門人で橋爪順治という人が，ある女性の髪の中から火が出るのを治したことがある．その人は髪を梳く度に火の出る音がした．夜になると，音だけではなく火花が散った．三黄瀉心湯 ⑬ 加石膏を続けて完全に治った．

> **原文** 原文には：ハツハツ（ハツ〃）

> **解 説**
>
> 不思議ですね．静電気を帯びやすい生活だったのでしょうか．着ているものなども静電気を発生しやすかったのでしょうか．それが三黄瀉心湯 113 加石膏で治ったことが僕には不思議です．やっぱり信じられません．

【Case 58】着物から火花

【p515】私の知り合いの女性で，白羽二重の下着の上に袷を着て出かけたとき下と上の着物がくっついて，引き離そうとするとべりべりっとした感じがあった．着替えるときにその着物を暗いところで引き離すと，火花が出た．その後も同じようなことが続いた．それで私がある夜行ってみたが，その通りであった．下着もしごいてみると火花が出た．この人は元々水を吐く癖があった．私は紫円で治した．その後もこのような奇病を患う人を何度も見た．いずれも気性の強い人であった．

> **原文**　原文には：ベリベリ（ベリ〃）

臍帯

【p517】小児の臍帯が太いのは先天的に健康である．細いものはあまり健康ではない．臍帯の切り方は昔から寸法などを細かく言っているが，たわいもないことである．長く切っても短く切ってもかまわない．臍帯は身体のなかにつながっているものではない．自然の巧妙な仕組みで，臍のところに仮にくっついているものである．

【Case 59】ある乳児

【p518】以前，ある乳児が 32, 33 日経っても臍帯が取れず，とても苦しんだことがある．産婆の考えでとても長く臍帯を切って布で包んでおいたが，それがひとつになっていろいろなところにからみつき，真ん中にでき

た茎のようなものがとても堅くなり，下の方が爛れ，そこが当たってとても痛がり，昼夜を問わず泣き通していた．そこで大きなハサミで臍帯の茎のようになったところを切り，残ったところに滑石(かっせき)と黄柏(おうばく)の粉をつけておくと翌々日に取れた．臍帯は紙に包んでも縮んで，固まっていく．臍帯の太いものは取れるのが遅く，臍帯のとれるのが遅いと，とても痩せるものである．

古典マイスター　出臍(でべそ)

【p519】乳児の臍がとても飛び出しているのは，臍帯が曲がりくねってしまったときに，強く引っ張ったためである．その引っ張ったところに水分が溜まったので飛び出しているのである．臍の取れるのが遅いのは固まらないからである．また大人の臍から水が出るのは，灸や腫れ物などの跡ができたところから汁が出るようなものである．

原文

原文には：水気

古典マイスター　臍について

【p520】臍については過去より最近の医書に至るまでとても大切なものと思われている．しかし腹の中につながっているのではなく，さほど重要なものではない．胎盤が張り付いていた跡で，柿の蔕のようではあるが，中で繋がってはいない．根拠はというと，ある貴人が妊娠したときずっと往診に行っていたが，月が経つうちにだんだんと臍が張り出してきて，最後には臍の形もなくなり，腹の皮だけになり，すこしも窪んだところがなくなって，鼠色の跡だけとなった．このとき老女などは奇怪な臍だととても心配したが，問題ないと言っておいた．出産後には元の窪んだ臍になった．その後も妊娠する度に同じことになった．臍が腹のなかに繋がっていないということは，このことからわかる．もしも腹の中から柱の立つように貫いているのなら，胎児が成長するにつれて臍に当たってはり上がることができない．

蕉窓雑話　五編

> **解説**
>
> 臍が突っ立てていると解釈することが残念ですね．臍帯動脈は内腸骨動脈の枝で2本，臍帯静脈は通常門脈に流れ込みます．人体解剖の必要はありません．大きな動物を解剖する習慣でもあれば簡単にわかったことと思います．

古典マイスター　胎児の迷信

【p522】胎児が体内で乳を吸っているというのは世間の妄説である．天地自然の道理で胎内にいるときには哺乳することはない．そのときは自然と成長するものである．冬季にがまがえるや蛇などが穴の中で冬眠して何も食べなくても生きていけるようなものである．胎内にいるあいだは，先天のエネルギーで育てられ，生まれてからは乳食の栄養で育つのである．このため，生まれてからは乳食を与えて後天の養いをしないと死んでしまう．

> **原文**　原文には：先天ノ気，後天ノ気

> **解説**
>
> 臍帯を切ることは当然産後の処置としてやります．臍帯には血液が流れていることに気づいていたはずです．先天の気で頑張れるのであれば，臍帯内の血液をどう説明したのでしょう．胎盤をなんだと思ったのでしょう．

古典マイスター　出産してから3日目に乳を飲ませる

【p526】出産してから3日目に乳を飲ませるのであって，その間は薬汁を飲ませるというのは一通り決まったことである．大抵3日以上乳を与えないということはない．生まれたばかりの乳児の取り扱いは，唐の「開元天宝」の頃の方法が優れている．生まれたばかりの乳児のときは，大抵虚弱に見える．ひどく虚弱でなければ，乳を与える前に，紫円(しえん)を用いて毒を抜かないといけない．そうすれば後から，皮膚の化膿性病変や原因不明の発熱，

吐乳などになる心配はない．蜜で練った紫円1粒，山椒1粒ほどをハマグリの貝殻で湯を少し入れて，1粒飲ませた後に湯を飲ませる．吐かせて瀉下するとよい．顔を赤くして泣くものである．その間は甘連湯や紅花などを兼用して乳にかえる．3日後に乳にかえる．このようにすると健康に育つものである．

原文

原文には：丹毒，変蒸

解説

　昔行われていた胎毒下しのことを語っています．胎毒とは母からの遺伝による毒で，皮膚の湿疹などを広く示していますが，母胎から感染した先天性梅毒も当然含まれています．

　母乳を飲ませる前に漢方薬を飲ませていたようです．これを「マクリ」と称します．ここでは紫円を用いています．また「マクリ」は海人草または鷓胡菜と言います．こちらは回虫の駆虫薬として有名な海草です．

　「丹毒」は溶血性連鎖球菌による皮膚病ですが，昔はそれと類似する皮膚疾患がすべて含まれています．また「変蒸」は乳児の不明熱と思われます．昔の病名を今の病名で言い換えるときは，確定診断がない時代の知恵ですので，すべて○○もどき，○○のような症状と言い換えたほうが適切ですね．

古典マイスター　紫円

【p530】紫円は「千金方」に載っている分量は正しくない．巴豆が少ないため，あまりうまく下らない．また，赤石脂の代わりに鉄粉を用いるのは，赤石脂の品質が良くないので，吉益東洞一門が始めたことである．

解説

　紫円は，巴豆，代赭石，赤石脂，杏仁の4つからなります．

古典マイスター 【Case 60】岐阜屋八郎兵衛の子供

【p535】岐阜屋八郎兵衛という者に 3 人の子供がいた．最初の 2 人は両人とも皮膚の化膿性病変が強かったので，3 歳になるまで紫円を用いて，健やかに成長した．最近生まれた女児は健康に見えたが，最初の 2 日は泣かなかった．ただ時々吐下した．最初から甘草，黄連，紅花，大黄といった薬と紫円を兼用したが，2 日目になっても小便が出ない．それで陰器を診ようとしたが，生まれたばかりの女児は陰器が腫れてよくわからない．辻井勾当というものがやってきて，陰器にも母親のおりものがつまって小便が出ないことを多く経験したと言う．そこで小さい鳥の羽で陰器の溝を上下に撫でると，煙管の吸い口ぐらいのものが 2，3 本取れ，それから大いに通じるようになった．

> **原文** 原文には：胎毒

古典マイスター 何度も温めると

【p537】一般に，薬は何度も温めると薬効が弱くなるものである．

古典マイスター 小児の脱肛

【p540】小児の脱肛も消化機能が弱いために起こる．そのなかで特別にひろく大きく，お辞儀をしても出るようになったものは不治である．

古典マイスター 小児の吐乳

【541p】小児の吐乳が止まらない場合は，古くは上質の舶来の丁香皮を，症状にあった漢方薬に加えると，見事に止まることがある．

> **解説** 今でいう肥厚性幽門狭窄症でしょうか．

古典マイスター 東郭の長女

【p541】生まれてすぐの子供はときに薄弱にみえる．母親から受け継いだ毒のせいで薄弱に見えることが多い．私の長女が生まれたときも，身体がとても小さく，とても虚弱に見えた．周りの人は生まれつき身体が弱いと思ったようだが，私は母親から受け継いだ毒のためだと言った．生まれた日に紫丸1粒を用いた．2日目の朝から暮れまでは全身青白くなって死んだようであった．それでも呼吸は絶えていなかった．腹を診察すると心窩部に動悸があった．そこでまた紫丸を3粒用いると，顔が赤くなり，泣いて，黒い物を吐いた．さらに翌日になっても大小便はないので，また3粒用いた．3日が経ち，大小便が通じ，全身が赤みを帯び，少しずつ成長していった．

原文 原文には：胎毒

マイスター修業中 ジフテリア

【p542】ジフテリア，麻疹，皮膚の化膿性病変の3種はだいたい同じ治療法である．皮膚の化膿性病変は涼膈散加石膏などを用いるとよい．ともかく熱の原因となる毒を急いで抜かなければならない．ジフテリアは熱が原因である．薬方は軽粉・甘遂の粉の2つで急いで痰を治療することが中心である．もし症状が急である場合は紫丸，備急円の類で瀉下してもよい．

原文 原文には：馬脾風，熱毒，丹毒

解説

麻疹は蕉窓雑話では数ヵ所に登場するだけです．約20年間隔で大流行を起こした伝染病にはほとんど頁数が割かれていません．1862年の大流行では江戸だけで24万人が死亡したと言われています．漢方の無力を知っていたのでしょうか．それとも対処法は門外不出だったのでしょうか．

蕉窓雑話 五編

3種混合ワクチンはDPTワクチンと言われます．ジフテリア，ポリオ，破傷風の3種類です．ワクチンの普及もあってジフテリアの診察経験がある医師はまれです．

マイスター修業中　痘瘡

【p544】痘の治療なども簡略に処置してすむものである．最初は升麻葛根湯（まかっこんとう）101 類を用いるのが普通の処置である．けれども3日経っても病の勢いが強い場合は，下剤を使うべきである．紫丸（しがん）を用いる症例もある．土佐では痘瘡を患った小児にはもち米を食べさせるところがある．薩摩では猪肉の塩漬けや煮物を用いる．よく痘の毒を出すものとされている．しかし毒気が強い場合にはもち米は避けた方がよい．痘瘡はともかく食が進めば心配ない．

解説

「麻疹の命定め，痘瘡の器量定め」と言ったそうで，痘瘡は麻疹ほど死亡率が高くはなく，むしろその後のあばたが器量に影響しました．「あばたもえくぼ」のあばたは，痘瘡後の皮膚病変です．ともかく痘瘡は食が進めば心配なかったのでしょう．

マイスター修業中　【Case 61】7歳の痘瘡

【p546】ある小児が7歳のときに痘瘡を患った．その痘瘡は6分ほどの程度であった．かさぶたができるようになったある日，私が往診した4時頃には何事もなかった．ところが夜になって急変し呼ばれた．既に2人の医師がおり，ある老医は，痘が既に口腔内で激しい炎症を起こして，ほとんど救うことができない状態であると．私が診察すると，口の中が煙草の吸い口ほどのみ開いており，両端は閉じている．膿水のために閉じているようである．老医が勧めた息散薬を主人は子供の歯茎に塗ったが，口を開けることはできない．子供は食べたいが口を開けることができないと言う．その声はきわめて小さい．水とお歯黒をつけた筆で口の中の焦げ付いていたものを取り除き，歯茎の外も丁寧に掃除すると，歯茎も唇も紅色となり，親指大ぐら

いの握り飯を10個も食べた．老医は私の誤診でこのような状態になったと誹謗している．私は今日のその子の病状は口腔内の激しい炎症かと尋ねると，老医はそうだという．私の見立ては違うことを詳しく説明すると，老医は一言もない．私は家の主人に次の様に言った．「粗雑な診察をすると，このような誤診をすることがあります．今晩のことは医者の誤診から始まったことで，親を心配させ，その上私を夜中に呼び寄せました．元々の原因は老医が誤った薬を作り用いたことから始まったのです」

> **原文** 原文には：走馬疳，息散薬

解説

　走馬疳は急性に歯肉や口腔粘膜に潰瘍や炎症を生じる病気と思われます．
　藪医者のはなし．江戸時代は医師免許の必要なく医師になれるので，藪医者も多数いたそうです．「タケノコにあたりゃ藪医を所々さがし」という川柳もあります．藪医者以下のタケノコ医者に診られて，あわてて藪医者を探すといった意味です．また「にわか医者，三丁目にて見た男」という川柳もあります．日本橋3丁目の薬問屋で働いていた男が医者に早変わりできたといった意味です．そんな彼らの金儲けの知恵です．

●江戸の悪徳医者ストーリー・灰炭の丸薬
　患者の家族の信頼を得るために，今日与えた薬の効果が明日出るようにする．灰炭で作った丸薬を患者に飲ませ，明日もしも黒い便が出たら薬がよく回った証拠だと言っておけば，患者は医者を信じる．その機会を逃さずに高価な薬を勧める．

●江戸の悪徳医者ストーリー・連携プレー
　裕福な家の患者を診察しているA医師が診察を終えたあとに，もう1人のB医師が患家を訪れA医師の素晴らしさを称えたあとに，「A医師は秘伝の○○丸を用いたでしょう」と言う．実際にはまだ使用されていない．そこで翌日，患家はA医師に「なぜ秘伝の薬を処方してくれないのか？」と詰め寄ったときに，「あの秘伝薬はとても高価で…」と話を進

めれば，患家は金を惜しまない．

(「江戸の病」氏家幹人，講談社より)

両方とも今でもありそうな詐欺のストーリーですね．

古典マイスター 【Case 62】私の故郷のある農家の妻

【p549】私の故郷のある農家の妻が，子供を抱いて釜を焚いていたときに，子供の鼻の下に小さな点がある．だんだんその点が大きくなる．歯茎のところまで黒くなっていった．その妻は子供を抱いたまま，私の実家を訪ねた．そのときには上唇が腐って爛れ，歯茎も取れていたが，私の父親が備急円を用い，その後涼膈散を処方して治した．時が経ってから上唇も歯茎も生え，不格好な口のまま10歳ぐらいまで健康だったが，その後急性伝染病で死んでしまった．

マイスター必須知識 医者が心得ておくべきこと

【p550】医者が心得ておくべきことは，自分の技量で他人に優越し，他人を負かしてやろうというような考えがあっては，技術も上達しない．そんな気持ちでは真の医者になれない．このことは主人に仕えたり，奥勤めする者なども心得ておくべきことである．同僚と競争し反発する気持ちがあっては，挙げ句の果てには，闇討ちにあったり，やり玉にあがるということも有り得る．自分1人成功しようというのでは，向かうところ敵になるという道理である．そうなってしまっては，徳のあるものは天下に敵がいないという聖訓に反してしまう．こうなると，人を失い，他人から好ましいというような言葉を聞くこともない．他人に見放され，1人になってしまうと，たとえどれほど技術が優れていようと，技量を受ける人がいなければ技量を施すことはできない．ついには自分自身行き詰まることになる．他人に勝ることを主眼に修行していては，根本のところで真の道とは異なっているので，技量の真の領域に至ることはできない．もしも自分の技量が他人よりも格別に優れていたとしても，それは小さな宝物のようなもので，自分では大切にしてよいが，他人に誇ったり，他人を貶めたりする道具ではない．

> **原文** 原文には：仁者ハ天下ニ敵ナシ

マイスター修業中　謙遜するにも程度がある

　【p552】とはいっても謙遜するにも程度というものがある．あまりにも自分を包み隠しへりくだるのもおべっか遣いに似ている．あるがままにしているのが第一である．自分があるがままにしていると，自分のありのままの器量を相手が評価してくれる．

> **原文** 原文には：阿諛

マイスター修業中　人にものを教えることを渋る人

　【p553】人にものを教えることを渋る人は，自然とまわりの人も見限って離れる．渋らない人には，是非教えてもらいたいと思う．ものを学ぶ身としてはその渋る人からもどうにかして学べるようになりたいものである．自分も他人には渋らないように心がけなければならない．

> **解説**
> 松田邦夫先生は人に物を教えることを渋らない人です．僕は松田先生から教えて頂いたことを，皆様に伝えているだけです．少々僕らしい工夫を加えながら．

マイスター修業中　人の性格

　【p553】人の性格の善悪は，気をつけてみれば，しばらく話をしているうちにわかるものである．相手の気配が出るところでわかるものである．ことわざにも「一言で智とわかり，一言で不智とわかる」とある．すっと一文字に出る人は善い人である．障子の向こうで内に入ったり，出たりす

蕉窓雑話　五編

る人は必ず悪い人である．けれども中には1度や2度での応対では推測できない人もいて，そのような人はとても悪い人か善い人である．人は「親切・実意」が第一である．これを一言で言えばいつわりのない心である．このいつわりのない心を貫くのであれば，岩をも貫く力があるということである．

> **原文** 原文には：実意深切，忠

【Case 63】派手好きな人

【p554】普段からとても花好きな人がいた．あるとき，花の会に行く途中で蘭の花が見事に咲いているのを見て金子1両ほどで買い取り，その場で葉と一緒に切り取り，お付きの者に持たせた．鉢はそのまま花屋に返した．そして会席に臨み，その蘭の花を残らず1つの花瓶に入れたところ，居合わせた人々は見事なものだと，その人の豪胆ぶりを褒めた．

今になって，考えると，これは目立ちたがりの類で，このようなことをする人にまじめな人はいない．とかく医療に携わる人や坊主は，このような場面に居合わせることが多いが，自戒しなければならない．

【Case 64】島原太夫の身請け

【p555】また別のはなし．普段から諸侯の所へ出入りする医者がいた．あるとき，その者がある家中に金300両の借用を申し入れた．その理由を尋ねると，「島原の太夫を身請けしようと駕籠の中に金子を貯えておきました．それと300両を合わせてこのまま島原へ行こうと思っています」と言う．これを聞いて家中の者は止めることができなかった．そのまま島原に行き，その太夫を身請けし妻にした．この話も目立ちたがりの類で，その家中に借りなくても，懇意にしている町人にでも借りればすむことである．普通の人ができないことをしてやろうということで，太鼓持ちが真っ裸になったり，灰吹の汁を飲んでみせるというのと同じで，褒められたものではない．真の医者たろうとする者はこのようなことを恥じ，自分の仕事に集中し，治療に臨むときは，病人の気持ちをよく理解し，他の人が20貫持つのであれ

ば，自分は 30 貫持つという心構えで，時間がかかっても耐えていかなければならない．

> **解説**
> 300 両はだいたい今の 3,000 万円〜6,000 万円です．

マイスター必須知識　処方方法を掃除にたとえて

【p557】ふだんから言っている人のタイプというのは，病人の体調に関しても診る必要があり治療の上で最も重要なことである．病人のタイプを見極めて，薬剤で加不足のバランスを整えなければならない．病のタイプにだけ注目すればいいというのではない．それぞれの材質に適合した物を用いないと害が生じるというものである．掃除を例に取ると，庭を掃くときは竹箒を用い，座敷を掃くときは座敷用の細かい棕櫚箒を用い，座敷を拭うときは木綿布の雑巾，床柱や床框（床の間の板）を拭くときは絹布巾というように，それぞれ適性というものがある．庭掃除をするのに棕櫚箒で掃き，飛び石の苔を落とすのに絹布巾で撫で回すということでは，力が入らずうまくいかない．塵埃もさっさと掃けず，汚れも取れず，朝から晩までがんばっても仕事は進まない．受ける材質と道具の肌合いが合わず，元々用いてはいけない所に用いているからである．これではいけないと，急いで丈夫な竹箒でさっさと履き捨て，新しい切り藁を持ってきて，水を流しかけてこすり回すと，あっという間にきれいな庭になるものである．同じような掃除をするときに，粗雑な若輩者がいて，竹箒や切り藁を使った掃除ぶりを見て，座敷に上がり，竹箒で畳をたたき，切り藁に水をかけて床柱などをこすり回したら，何もかも台無しというもので，垢が取れないばかりか，大切な座敷は 2 度と使えないようになる．正しい掃除とは，座敷の掃除は塵払いで障子襖を払い，その後，棕櫚箒で畳を掃き，床框は色を塗ったものは最初に油をつけてよく滲み込ませ，その後に絹布巾でゆっくりと拭き取ると，垢はきれいに取れ，傷もつけずに，綺麗になる．何事もこのようなもので，洗濯をする場合も同じである．粗い布木綿は振り回して揉み洗うのがよい．しかし繊細で古い布を同じように揉んではたちまちダメになってしまう．表具の洗い張りもこの区別ができないと失敗する．

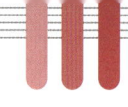

ましてや医者は大切な人の命に関わるのであるから，しっかりと心得ておかなければならない．心得を持たずに，芒硝や大黄ががっちりタイプの病人によく効いた経験から，虚弱なタイプの人にも用いると失敗することになることがある．かといって，芒硝や大黄を恐れる必要はない．病人のタイプと薬のタイプを知って慎重に工夫鍛錬することが必要である．とかく芒硝や大黄を使い慣れている者は陳皮や半夏のよく効くことを知らず，蘇葉や香附子を重用する者は巴豆や甘遂の見事な効き目を知らない．大切なのは両者を知って，両者を上手に使い分けることである．

> **原文** 原文には：虚実，補瀉

マイスター必須知識　何となく様子を窺って　陰のあるなし

　【p561】病人のいる部屋にはすぐに入ってはいけない．必ず，1，2間も間を置いて，まず何となく様子を窺って，じっくりと遠くから観察しておいてから，病人に親しく近づいて診る．自分の診療所で診察する場合も，ちょっと病人が頭を出すところから気をつけ，その歩く様子，座るときの勢いもちらちらと見て，病の軽重や虚実の大まかなところを心に留める．その一瞥の観察のほうがよくわかるものである．寝ている病人なら，その寝姿をじっくりと観察するのがよい．世間で言う陰のあるなしという違いが必ずある．とは言っても，その陰がどのようなものかは言葉では言い表しがたい．ちらりと見たときに，勢いがあるのとないのとはわかるものである．病歴が重い場合でも，寝姿に勢いが感じられるときは治るものである．病勢が軽くても，寝姿が寂しいのはよい兆候ではない．どんなに小さく痩せた老女でも，死なない人は何となく勢いがある．またどれほど肥えて大きな人でも勢いがない人は不治となる．これが言うところの，陰のあるなしである．形を写すとは最初にちらっと見ることであるが，これは最初の心得であって，その後親しく病人に近づき細かく診察しなければならない．何でもざっと見るのだということで，粗雑にしてはいけない．四方八方に目を配り見落としのないようにする．病人に慣れ親しみすぎると，かえって生死の見分けができなくなるということもある．最初のうちはよく匂っていたが，いつもいつも匂っ

ているうちにその香がわからなくなるものである．病人もあまり親しくなりすぎると，かえって診断を誤ることがある．

> **解　説**
>
> 僕の外来でも，まず入室の姿勢から観察が始まります．そんな最初の印象がやはり相当大切です．親しくなりすぎると誤診するというのも腑に落ちますね．

マイスター必須知識　心の目で見て心の声を聴く

【p567】患者と自分を隔てずというのは，病人が苦しむのを聞いて，あの息づかいではきっとここが裂けるように痛いのであろう．あの息はここへひびくのであろうというぐらいまで，自分の身体のように病人の苦痛を感じることである．病人の痛みは病人が苦しむもので，病人が我慢するものであるというようになっては，診察も粗雑になってしまう．病人の痛みを自分の痛みとして感じるなら，診察も丁寧になるものである．けれども，病人をかわいそうだと思いすぎ，入り込みすぎては，その苦痛に惑わされ，かえって目が眩むこともある．心の目で見て心の声を聴くとは，このことである．

> **原文**　原文には：色ヲ望ニ目ヲ以セス声ヲ聴ニ耳ヲ以セス

> **解　説**
>
> 東郭先生医則にも載っていることです．まず，共感することが大切と思っています．西洋医学的に問題ないといっても患者さんへの答えにはなりません．まず，「そんな症状で困っているのですね．でもその症状は西洋医学では解決できないんですね」そんな姿勢から漢方診療が始まります．

マイスターを気取るには　肩がいからないように

【p568】病人に向かい合ったときに，肩がいからないようにすべき．

肩がいかると，自分の気持ちの収まりが悪くて上っ調子になるからである．気を鎮めて，相手が言うことを聞いて，気をおさめる．気がおさまると肩がいからないものである．患者の家にいるときに，あと何軒も行かないといけないなどと気がせくようでは，必ず見落としが多くなる．

マイスター修業中 　何の道を学ぶにも不器用者の性格で

【p569】人は，何の道を学ぶにも不器用者の性格で鈍いのがよい．鋭すぎるのはかえってよくない．また人にはそれぞれ一長一短があるもので，ある者が長じているところは自分にとって足りないところである．その者が長じているところを学んで，自分の足りないところを補うとよい．相手のよいところを見習って，それに従い，悪いところを見て，自分の悪いところを反省し改める．これが自分を治すということで，聖人の道を学ぶ上で一番大切なところである．

マイスター必須知識 　命は天が決めるもので医者がかかわることではない？

【p570】「病と命は別物である」という考え方は吉益東洞(よしますとうどう)先生から始まった．医者は命をコントロールする職業ではないということも聞き慣れたことである．小児が大病にかかり，まったく絶食し，話すこともできず，死んでしまったように見え，時々手を上げたり，豆乳で口を潤すだけというような状態になりながら，37, 38日もそのまま死ぬこともなく息をしていたということもある．また，病にかかることもなく，ころりと急死する者もある．このようなことを見ていると，命は天にあり，医者として自分が関わることではなく，病と命は別物というのは真実であると思う．けれども，若い医者を指導する立場にあるものが，心得ておくべきことがひとつある．命は天が決めるもので医者がかかわることではないと教えては，診察も自然と粗雑になってしまう．命は天が決めるのだとしても，患者は命が惜しいから医者を頼りにもするし，養生をするのだ．医者にしても，生命をどうにかしようと努力し工夫するから，見えにくいものが次第に見えてくる．ところが，命を決めるのは天だから死ぬも生きるも天次第で医者のわかることではない，病勢さえ見ていれば，それが医者の職業というものであれば，背負った荷も軽

く，診察するにも少ししか努力せず，自然と粗雑になる道理である．命は天に基づくことではあるが，治療上できる限りは生死のあり方を見極めようと心がけるべきである．

> **原文** 原文には：司命ノ職

マイスター必須知識　名声を求めるという段階から離れろ

【p572】重い病人を治療するとき，その病人を大切に思うあまり，自分の食事が普段より一膳も減るほどでなければ，十分力を発揮することはできないものである．とは言っても，これには2通りある．若い頃は，この大病人の治療を失敗しては，患者の家族に恨まれたりするだろう，あるいは世間でも相手にされなくなるから，どうしてもうまく治療しなくては自分の立場もないと心配し，食事が減ることもあった．これは患者を大切に思うというのではなく，結局自分を大切に思っているのである．最近は追い込まれるということはなくなり，患者のことに集中できるようになった．そのような心境になると，重い病人には親子兄弟がおり，その人たちも顔色を失い，とまどっているはずである．死生に関してはどうすることもできないが，家族の心配と病人のつらさを心から考えると，うまくいくかはわからないが，自分の全力を尽くすという気持ちになるであろう．自分の名利は忘れ，ただひたすら病人のつらさを思うなら，自分の食事も減るものである．そのように力を入れると，自然と見えていなかったものも見えてくる．そして医者として責任も果たせるようになる．自分だけの名利を考えるという段階から離れないといけない．

マイスター修業中　死んだ物の基準

【p574】医術は生きている物を相手にするのに，昔から死んだ物の基準を適応させている．これは不自由なことである．

> **解 説**
>
> 　トライアスロンを始めて，水泳，自転車，ランニング，筋トレのコーチについてわかったこと．それは，彼らは動いている身体を見ているということです．僕たち医師は解剖の図にしても，CT や MRI にしても基本的には安静時のもので静止しています．動的な身体の診断もこれから医学に必要になるのではと思っています．

〔マイスター修業中〕 医者の修行は鍛錬

【p574】一般に物事には鍛錬が必要だ．伏見街道で作っているおもちゃの土鈴の中に使う丸薬のような玉を作るのにも，3 年は稽古を積まないと響きがよくならない．このようなものでも鍛錬はそれぐらい必要である．まして医者の修行などは鍛錬が重要である．

> **原文** 原文には：伏水海道

〔古典マイスター〕 病を治したいと思いながらお灸を嫌う

【p576】病を治したいと思いながらお灸を嫌うのは，例えるなら，書物を読まないで学者になろうとするようなものである．

〔マイスター修業中〕 家の者への指示

【p576】昔ある病人に建中湯（けんちゅうとう）を用いたときに，膠飴（こうい）を梅干しぐらいにして入れなさいと言ったのを，家の者が聞き違えて，30 日続けて薬に梅干しを入れていたことがあった．家の者に指示するときは，何事でも念入りに言うべきである．

> **原文** 原文には：病家

医術を学ぶと人を費やす

マイスターを気取るには

【p577】「書道を学ぶと紙を費やし，医療の進歩には犠牲がある」と，蘇東坡（そとうば）（1037-1101年）が言ったように，医を仕事にする者はかえって人を傷つけることがある．けれども多くの人を傷つけてはいけないから，できる限り慎重にすべきである．10人費やして100人生かすことができれば辻褄は合うが，人を費やすぐらいの厳しい経験をすると，その心労の度に上達する．

原文

原文には：書ヲ学ヘハ紙ヲツイヤシ医ヲ学ベバ人ヲ費ス

解説

「書を学べば紙を費やし，医を学べば人を費やす」と大塚先生もよく口にしていたそうです．一昔前の外科領域では，多くの病人の犠牲があって，そしていろいろな手術方法が確立されました．しかし，今やそんな時代ではありませんね．確かな治療的根拠がないのに，人体実験もどきの外科手術は行えません．一方で，漢方は外科手技のように人を費やす心配はありません．少なくとも保険適応エキス剤を使用している限りは，相当安全です．現代西洋医学で困っている患者さんに，試しに保険適応漢方エキス剤を数種類試してみることは意味があります．そしてその理由にエビデンスはいりません．試して効いたことが1番の根拠で，患者は治りたいだけです．リラックスして保険適応漢方エキス剤を使用することがモダン・カンポウの立ち位置です．

控えめにゆったりと堂々と

マイスター修業中

【p577】他の医者が治療している病人に陰から邪説を吹き込んで，自分の治療を受けるように仕向けるなどは卑劣なことだ．控えめにゆったりと，堂々と治療をしていればよい．

マイスターを気取るには　調子に乗って手柄を自慢しない

【p578】重病のように見えて，意外と軽い病気のことがある．多くの医者が誤診して行き詰まっているときに，自分が診て軽い病気だとわかり，治療して全快すると，家の者は本当に喜び，命の恩人などという．そんなときに，調子に乗って手柄自慢しないことである．「人の命は医者の力量だけでうまくいくものではない．30日かかって治るのを，上手な医者なら15日か20日で治すというぐらいのもので，患者の命があったので助かったのです」などと言うのがよい．自然の力の結果を自分の手柄のように思うべきでない．

> **原文**　原文には：病家

マイスター必須知識　戸田旭山先生─1

【p581】私が師としてお仕えした戸田斎宮先生は，元備前の家中の人で，鈴木古左衛門という人の兄である．祖父の代までは1,500石の家禄で侍大将を務めていたが，勤勉実直でありすぎたため時流に合わず，この代になって500石に減封され足軽大将になった．彼も勤勉実直であった．

　戸田先生はその人の嫡子で，熊沢流の学者であった．生まれつき槍を好み，その道に励んだが，身体が小さく体力も人並みであったので，武術は思うようにうまくいかなかった．そこで自分は身を引き，弟に家を継がそうと考えた．父上がその理由を尋ねると，先生は次のように答えた．「先祖以来，国から恩を得て，今になること数代になります．その恩顧は忘れることができませんが，私は生まれつき体力が弱く，武術で人を超えることはできません．幸い我が弟は身体もしっかりとし体力も人並み以上です．私の代わりに家を継がせるなら，万が一のことが起こったときにも，私以上の力で君恩に報いることができ，家名を落とすことはないでしょう」父上はもっともなことだと思い，次男を跡継ぎと決めた．そして先生に今後何で生計を立てるつもりかと尋ねた．

　「母上の父君である戸田家は，跡継ぎが今絶えています．戸田家は元々医者

を家業とし，私も医者への志を持っておりました．できることなら，戸田家を継いで医者の道に進みたいと思っています．お許しください」そして，「できることなら，私に10金をください．二度とこのようなお願いはしません」その金を拝領し懐に入れ，普段から大切にしている甲冑と槍1本を携え，親友に別れを告げ，京都に向かい，西六条の境内に医院を構え，そして3年が経った．

戸田旭山先生—2
マイスター必須知識

【p585】けれども，治療を求めてくる患者もいなかった．その間苦労されたことは言葉では言いがたい．最初は按摩導引などをして謝礼を受け取り，飢えや寒さをしのいだが，次第に懐具合も厳しくなり，米穀を商う者の所に行き，古くなった大麦や脱穀して残った黄豆など廉価な物を買い求め，白塩で煮て混ぜ，日常の食とし飢えをしのいだ．この頃本国御用達の町人が時々先生の家を訪れ，その窮迫ぶりを見て，もしも飢寒の心配があるなら，遠慮は無用と親友のように言ってくれた．しかし，先生は一度もお金をお願いすることはなかった．あとで事情を探ってみると，父上の計らいであったことがわかり，海山の恩を感じ先生は涙を流したということである．むなしく3年が経った．先生が思うところ，京都は人情も軽薄で自分が一生を終える土地ではない．大阪に居を移すことにした．家中の物を売り払い，わずかに20余銭を手にして，槍1本を肩に背負い，その両端に甲冑とわずかな物を掛け，歩いて伏見まで行き，大阪に下っていった．けれども，知り合いも宿泊する場所もなく，1艘の船が海に漂うような，1羽の鶴が雲の中を迷うような心許ないものであった．やっと乞食の親方のすみかに身を寄せ，しばらくの寝床とした．その夜から竹ふえを吹いて町を回り，按摩などをした．ある夜，九之介橋のたもとの会所から呼ぶ声がした．その主人は志ある者で，先生の今までの詳しい話を聞き，そして感動して，まるで我が子のようにもてなし，その会所に住まわせた．それ以来，先生の医院が繁盛し，先生の名が世間に広まるようになった．志を達成され，大きな家を構えるようになっても，その会所の老婦人に対する先生の崇敬のされ方は，父母に対するかのようで，元旦には必ず一番にご挨拶に伺った．毎年春になると近隣のものを招いて宴を催されたが，その日には老婦人を首座に着かせ，自分で

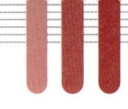

配膳をした．最初の恩を忘れることなく，老夫婦を慕う様子は，まるで赤ん坊が父母を慕うかのようで，最後まで少しも変わらなかった．

> **解説**
>
> 按摩は昔から知られていましたが，江戸時代は主に盲人の職業で，鍼医ほど地位は高くありませんでした．

マイスター必須知識　戸田旭山(とだきょくざん)先生―3

【p589】先生は小柄であったが，声は雷が轟くかのようで，義を見ては涙を流し，不義を聞いては狂った獅子のように怒った．何か間違ったことがあったときは恐ろしいほど怒ったが，過ちを悔いたときには罪を赦し，少しの不平の顔色も見せなかった．それは雨の後の晴れ渡った月のようであった．

病人の家に行かれるときは，いつも道の真ん中に駕籠を止めさせて降り，親が病にかかっているときは，必ずその子に轎子の前に跪いて出迎えさせた．もしもそうしないときは，その場で駕籠を反転させて帰った．病人の家では必ず子供に出迎えさせた．子が跪いていると，駕籠の中からご自身で薬箱を取り出し，子に手渡し，家内に入った．いずれの豪商の家でも，皆そうであった．自分が治療した患者が亡くなったときは，一切謝礼を受け取らなかった．それでも使いが再度来たときは，その使いの目の前で封を改め，檀寺に贈らせた．また，大病だった者が平癒したときに，その謝礼が少ないと，猛虎のように激怒し，「お前達は命を生かしてもらった恩というものを知らないのか．苦しんでいたときには頭を垂れ，地面を叩いて助けを求めたのに，その苦しみを救ったのは，私ではなくて一体誰なのか．こんなわずかな金を謝礼とする，これでお前の命が買えるというのか」と言った．それを聞いた者が，肝を冷やして畏れ入り，封を代えて持ってきたとき，その謝礼が過分であると，また立腹して「医者に謝礼を贈るにも程度というものがある．私がそんなに欲深いと思うのか」と，面前に秤を出し，適当だけを取り，残りは返した．そのようなことは毎回のことで，それ以外のことでも清廉潔白であった．

解　説

　江戸時代は三貨制度で，金と銀，銅がそれぞれ流通していました．現代は円だけが流通していますが，ユーロ紙幣もドル紙幣も混じって，3種の通貨が併存しているような感じです．金は高価なものを買うときに使用し，銅は廉価なものを買うときに用いられました．金1両＝金4分＝金16朱でした．銀は重量によって流通し，単位は匁でした．銅は文でした．金銀銅はそれぞれに相場が変動し，両替商がその交換業務を行いました．だいたい金1両＝銀約50匁前後＝銅約4,000文前後でした．金は1両の貨幣価値はだいたい10万円～20万円と推測できます．そばが16文でしたので，かけそばが400円とすると1文約25円となります．すると1両はその4,000倍で10万円です．これはそばから割り出した金の価値です．だいたい1両は約10万円で，1万円でもなく，100万円でもないといったイメージでとらえてください．

　さて，ある本（お江戸の意外な「モノ」の値段―物価から見える江戸っ子の生活模様―中江克己，PHP研究所）によると安政年間（1854～1859年）の御殿医の往診は4両（40万円），診察料1/4両（2万5千円）往診料1/4両（2万5千円），籠代が1里で1/2両（5万円）とありました．結構な額ですね．

マイスター必須知識　戸田旭山先生―4

　治療術では，いつも水分によるトラブルのことを言っていた．どんな病も水分のアンバランスが原因であるということで，下痢の治療が得意であった．独学で薬草学を研究し，庭園には多くの草木を集めていた．あるとき，薬草学で有名な島津常之進という人がやってきて，庭園に感動した．それから親交を深め，その人の門人となって薬草学を研究した．

　老後になるまで実子はおらず，養子は後継者としては役不足であった．先生は老後になって，あの大切にしていた槍と甲冑を弟に贈った．送った手紙を私に見せたが，これを読んで，他の者たちと大いに落涙した．手紙の内容の大意は，「私が若い頃に，跡継ぎを弟に譲り，本国を去り，自由の身になり，医を生業としたといっても，国恩の重さは一日も忘れたことはなかった．万が一，国に大事が起こったときには，この甲冑を着込み，槍を携えて，国

蕉窓雑話　五編

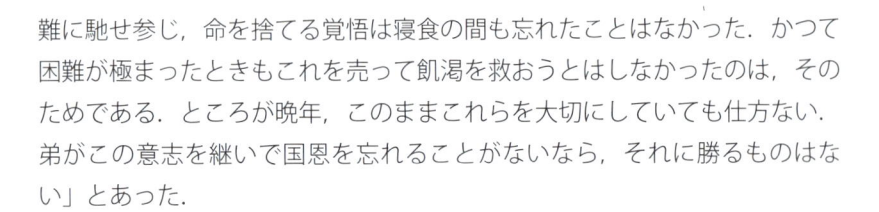

難に馳せ参じ，命を捨てる覚悟は寝食の間も忘れたことはなかった．かつて困難が極まったときもこれを売って飢渇を救おうとはしなかったのは，そのためである．ところが晩年，このままこれらを大切にしていても仕方ない．弟がこの意志を継いで国恩を忘れることがないなら，それに勝るものはない」とあった．

マイスター必須知識　戸田旭山先生—5

【p594】先生の容貌といえば，白髪白髭でホイチンという服を身につけ，背には大きな綬をつけ，飾りのついた小刀を差し，悄然として歩くというのが普段の姿である．あるとき，郡山の家中の柳里園に病があり，診察を請われたときに，相手が先生の剣のすばらしさに気がつき，拝見したいと言い出した．そこで，先生は頼むのであれば自分のものを見せてからというのが礼儀であると叱責したことがあった．

また普段患者に応対するときは，商人相手であれば刀を帯びないで診察した．その理由は，「武士に向かうときは相手が帯刀しているので，こちらも帯刀し，相手が帯刀していないのであれば，こちらもそうする．普通農民や商人は無刀なので，私が帯刀する必要はないであろう」と答えた．

解説

　医者の服装の規定はありませんでした．江戸時代の医者を大別すると，朝廷や幕府，そして藩に仕える医者と，町医者に分けられます．江戸時代初期は坊主のように頭髪を剃ることが多かったのですが，後藤艮山は総髪にして束ねていました（束髪）．それ以後，剃髪と束髪が多くの医者の髪型でした．また医者は名字帯刀が許されていたそうです．

　「剣を徹する」と原本では記載があります．これを僕は帯刀と理解し，それに従い訳すと上記になりますが，大塚敬節先生は「戸田旭山」漢方と漢薬9巻9号3〜10頁で，商人の前では剣を帯びたまま診察したと書いています．興味がある方はご参照ください．

飛訳を終えて

●訳者感想

　蕉窓雑話を何度も，何度も読み返し，そして訳し終わっての感想です．たくさんの荒唐無稽とも思えるような江戸時代の漢方的論理構成に憤慨することは少なく，むしろ患者に接する姿勢や，着眼点，そして思想面などで驚嘆することの多さに驚きます．

●和田東郭は解体新書を読んだのか？

　まず，西洋医学的な解剖図があまりにも人体解剖（腑分け）と一致していたことは当時の漢方医も驚いたことでしょう．1774年には杉田玄白や前野 良沢による「ターヘルアナトミア」の翻訳書である「解体新書」が世に出ています．従来の五臓六腑の考え方との整合性をどのように合わせていこうとしたのかは僕には興味ある点ですが，蕉窓雑話の中からは釈然としません．西洋医学的な，そして解剖学的な各臓器の実像と，仮想的病理概念の縛りが強い五臓六腑の考えは，それぞれ相容れないことが多々あったと思いますが，西洋医学との整合性のなさに和田東郭が心を痛めていた文章は見当たりません．

●和田東郭のすばらしさ

　和田東郭が懸命に病気を治療する姿は症例報告などを通じて切々と通じるものがあります．現代医学のように病名が釈然としない場合，当然にいろいろな治療法があり，ある治療法が，部分的に有効であったと思われます．原文にある『澼囊』といっても，胃下垂や胃拡張のこともあれば，胃癌による幽門狭窄も含まれるでしょう．現在のように病名が確定できない状態で，複数の現代医学的病気が混在している中で，症状を楽にする適切な漢方薬を選び出すことは，多種の病名を知っている我々からは，かえって無謀な行為に思えます．しかし，それしかできない時代は懸命な治療手段だったのでしょうから，今から思えば限られた知識の中での知恵と思えば，腹立たしさはありません．そして，今の医学で限界があるときに，昔の知恵を使うのは，むしろ正しいようにも思えます．ものの判断は相対的なものと思っています．現代医学がロジカルで，サイエンティフィックで，

スマートな治療である以上，まずそれが優先されるべきです．しかし，現代医学的治療で行き詰まれば，相対的に昔の漢方の知恵が浮上してきます．そんな立ち位置で，まず漢方を考えれば西洋医が使用する漢方としては必要十分と思っています．

●幸せの感じ方は相対的

相対的と言えば，幸せの感じ方は多くの場合，自分の立ち位置によると思っています．それに相当することも和田東郭はこの蕉窓雑話の中で，風で凍える風景を描写して描いています．風で凍えているときに風を遮ることができれば幸せです．しかし，それでは満足できずに家の中を切望します．家の中に入れば，今度は火の近くを切望します．今の自分を幸せに思うことが，まず大切ですね．もちろんより暖かいところへの挑戦は必要です．患者さんも「お陰様で」という方には頭が下がりますね．今の状態を精一杯に幸せと思おうという姿勢です．そんなときに患者さんの状態がまだまだ治っていないと，自分の治療能力のふがいなさが情けなくなりますね．一方でものすごく良くなったのに，年齢相応で致し方ない訴えなのに，文句ばかり連発する患者さんには閉口しますね．そして患者さんを見て，自分を振り返る参考にもなりますね．

●心の病に対して

また，心の病の患者さんに対する方法は蕉窓雑話二編で症例報告を含めてたくさんの解説が登場します．どれも勉強になりますね．そして和田東郭自身も，それぞれの患者さんに，それぞれの対応があると言っています．実はそれが一番難しいですね．僕もたくさんの失敗をしています．叱って失敗し，おだてて失敗し，慇懃無礼に接して失敗し，でも患者さんのことを思って精一杯に治療するしかないですね．

●マニュアル作成

モダン・カンポウは，きわめて難しく映る漢方の処方方法を簡潔に示しました．漢方理論や漢方診察は不要とも書いてあります．和田東郭が言う「突付学問」ですね．それはマニュアル作戦にも似ています．アメリカで登場した企業のマニュアル作戦は，人種のるつぼであるアメリカで，誰が行ってもある程度，または最低限の対応ができるようにするためのもので，素晴らしい成果を上げています．

ハンバーガーショップ，コーヒーショップ，飛行機の搭乗窓口の対応，ホテルの対応などなど，無数ですね．この誰もができるようにすることは，言葉を変えると，敢えて特定の人（従業員）である必要はないということですね．誰でもいいということです．好景気であれば従業員を増やし，不景気であれば解雇することが簡単という構造を生みます．誰でもできる以上，給与は最低限に近くなります．そして富はほんの一部の富裕層に集中しますね．それがアメリカで，今の日本もそんな状態に近づいているのでしょうか．

●ガイドライン化，プロトコール化

医療も，患者さんが誰でもどこでも最低限の医療が受けられるようにマニュアル化が進んでいます．ガイドライン化，プロトコール化と同じです．医者にとって便利そうなシステムです．しかし，プロトコールがそこそこ機能するようになると，医師免許さえ持っていれば誰でも良いことになりますね．経験や勉強に基づく個人的医者の価値は低下するということです．モダン・カンポウにはそんなマニュアル化と同じような面も多いように思えます．大切なことは，モダン・カンポウという立ち位置は漢方への入門方法のひとつであるということです．モダン・カンポウで漢方の魅力に触れた後は，皆さんの勉強と創意工夫で，皆さんの臨床に即した使用用法が大切です．「突付学問」から入門して，より素晴らしい漢方の世界を各自が形作ればいいですね．それが，他の人には真似のできない医師となる方法でもありますね．

●松田邦夫先生との出会い

和田東郭は，漢方を学ぶための手段として吉益東洞に入門したのですね．一方で蕉窓雑話の最後に記載がある戸田旭山を，人生の師として心から尊敬しています．人は誰に巡り会うかが非常に大切でご縁と思っています．僕自身も自分自身に漢方が効いて，いろいろな僕自身の訴えが改善して，家族も漢方の恩恵に預かりました．そしていろいろな師を探しましたが，ピンときません．そして漢方を辞めようかと思ったときに，松田邦夫先生に巡り合いました．全くの偶然です．そして週に1度教えていただく機会に恵まれました．僕の仕事は，僕のように漢方の魅力を体感していながら，なんとなく腑に落ちていない，使い方のわからない西洋医に，漢方勉強の機会やヒントを提供することです．僕が松田邦夫先生に巡り合っていなければ，とうに漢方を辞めていたか，またはまったく僕独自の漢

方の理論構成を考え，昔の知恵をすべて排除して，現代医学的な観点からの説明を行うという壮大な作戦に出たかもしれません．しかし，僕はご縁があって，松田邦夫先生に巡り合いました．僕の仕事は，松田邦夫先生から教えていただいている素晴らしい漢方への姿勢や処方方法，ヒントなどをわかりやすく書き留めることです．そして僕の少々の知恵を加えて，西洋医が使いやすくすることです．そんな使命感で今は執筆をしています．

●誰もが漢方を使えるように

「簡単に漢方を処方できるようにするな」ということは，一子相伝や秘薬と称して，門外不出として有益な薬や効率的な処方を守り通すことに似ています．今でも，なかには，「素人にあまりわかりやすく講義をするな」とおっしゃる先生もいると聞いています．それでは漢方は普及しませんね．吉益東洞が和田東郭に言い放ったように「弟子になったら教えてやる」というのでは，現代医学の補完医療としての漢方は全く普及しませんね．もっと，漢方を西洋医に普及させることが急務ですね．そうしないと，漢方の魅力を多くの西洋医に正しく伝えないと，近い将来，漢方薬が保険適応から外されるのではないかと危惧しています．

●納得したら真似してごらん

大塚敬節先生は古典を読むときの心構えは，「難しいところはパスして，わかりやすいところを読み進めること」とおっしゃっています．また，「古人は嘘をつく，わしの言ったことでも，そのまま信じることはない．やってみて，納得したら真似してごらん」ともおっしゃっています．そんな姿勢が正しいのではと僕も思います．

●なんで本にしたのか？

一子相伝，門外不出という江戸時代に何故万人に秘密を漏らすような本を書いたのかが僕の疑問なのです．実は大切なことは書かれていないのかとも思ってしまいます．穿った見方をすれば，故意に誤りがいくつか挿入されているのかもしれません．だからこそ，納得できないところは飛ばせば良いと思っています．実際に類聚方広義では，処方の総量は48匁に統一されています．それは誤りで比率のみを参考にして，「総量は臨機応変に変更すべき，そして丸散方は併用してはならない」と大塚先生はおっしゃっています．

● このあと何を読めば？

　蕉窓雑話を拾い読みして面白かった方は，次には勿誤薬室方函口訣が楽しいと思います．浅田宗伯が頻用した処方が，あいうえお順（またはイロハ順）で記載されています．この本でも勿誤薬室方函口訣の文章を一部紹介しています．そして尾台榕堂（1799〜1870年）の類聚方広義へと読み進んで，最後に傷寒論と金匱要略を読めば，比較的嫌にならず，わかりやすく読めると思います．また貝原益軒の養生訓も1度は読んでみると楽しいです．こちらは現代語訳の書籍も多く簡単に読めます．

東郭先生醫則

醫之為任唯察病而已矣勿視富貴唯病之察勿視貧賤唯病之察勿劇視劇病必也察輕視輕病必也察輕中之危矣克察之於斯而勿視彼亦唯醫之任也察病之道也醫之所可用心者其唯變乎揣變於未變而以非變待變此謂能應變也視彼之變而我動乎其變此之謂眩乎變眩乎變者不趨不能處其變亦不能全其常能應變者既已知其變故其處方也不殆矣凡病之為情也有二故藥之用亦有二曰剛曰柔柔以當柔剛以當剛剛之制柔者有焉柔之制剛者有焉剛耶柔耶二而百

医則オリジナルページ

原文　医則

- 毉之爲任唯察病而已矣勿視富貴唯病之察勿視貧賤唯病之察勿劇視劇病必也察劇中之易矣莫輕視輕病必也察輕中之危矣克察之於斯而勿視彼亦唯毉之任也察病之道也

- 毉之所可用心者其唯變乎揣變於未變而以非變待變此之謂能應變也視彼之變而我動乎其變此之謂眩乎變眩乎變者不翅不能處其變亦不能全其常能應變者既已知其變故其處方也不殆矣

- 凡病之爲情也有二故藥之用亦有二曰剛曰柔柔以當柔剛以當剛剛之制柔者有焉柔之制剛者有焉剛耶柔耶二而百柔耶剛耶百而二唯智者知之而愚者反焉易曰剛柔相摩我道雖小亦復爾矣

- 古人之診病也望色不以目聽聲不以耳夫唯不以耳目故能察病應於大表矣

- 古人之診病也視彼不以彼乃以彼爲我其既無彼我之分是以能通病之情矣

- 用方簡者其術日精用方繁者其術日粗世毉動輒以簡爲粗以繁爲精哀矣哉

- 欲得活路者必陷死地欲陷死地者必得活路

- 毉之臨劇病也欲使彼活於我手者愛我也欲使彼死於我手者愛彼也愛我者終不能盡我矣愛彼者誠能盡我古語曰不入虎穴不得虎子余於毉亦云

- 右毉則八條通計三百八十四言以簡而要取先生遺稿中揭于卷首以示同志　謙誌

　以上，医則八条，合計三百八十四語，簡潔にして要，先生の遺稿中から取り，巻頭に掲げ，もって同志に示す．謙誌

あとがき

　江戸時代の風景や，漢方の欠点や利点，松田邦夫先生から教えていただいている内容などを散りばめました．蕉窓雑話のある部分は，漢方好きの僕が読んでも荒唐無稽と思えるところもあります．そんな部分も敢えて載せてあります．昔の人が精一杯，症状や訴えと処方を結びつけた知恵ですから．また，患者に対する態度や，医師としての姿勢などは学ぶべきことがたくさんあるように思えます．漢方のすべてを良しとするというよりも，漢方の良いとこ取りをしていけば，西洋医学の補完医療として漢方を使用する立ち位置の者には必要十分です．そんなモダン漢方の立ち位置からも，非常に学ぶべきものが多いのが，蕉窓雑話です．

　佐渡国際トライアスロンAタイプを完走しました．スイムが3.8 km，バイクが190 km，ランが42.2 kmで，合計236 kmです．それも楽しく比較的楽に完走できました．日本で1番長い距離のトライアスロンです．これで趣味がトライアスロンと胸を張って言えるようになりました．そんなとんでもない快挙を達成した自分ですが，実は2年前までは全く泳げませんでした．また2 kmのランニングにもへこたれていました．そんな自分が正しいコーチに付き，正しく指導され，そしてコツコツ努力をするとたった2年間で一般人が想像できないような距離のトライアスロンを制限時間内に完走できるようになりました．そんな僕のトライアスロンの光景が漢方とダブって映ります．僕がウロウロしながら，運良く，やっと松田邦夫先生に巡り合い，松田先生のご指導の賜で，なんとか漢方が自信をもって処方できる医者になりました．それには10年かかりました．そんな僕自身がウロウロした道のりを皆様には2年間で達成してもらいたいと思っています．そんなシステムを立ち上げるために，そんなことに役立つ本を書こうと思って，一生懸命わかりやすい漢方の使用方法を，漢方上達の秘訣を，松田先生から教えて頂いたたくさんの漢方の教えを書き下ろしています．是非，僕が書いたたくさんの本や，iPhoneアプリを利用し，実際にたくさんの患者さんに保険適応漢方エキス剤を使用してください．そして漢方の有用性や，一方で欠点も正しく理解して，驚くべきスピードで漢方の上達を遂げて頂きたいと願っています．

　この本を書くに当たり，様々な内容のチェックをしていただいた須藤孝仁様と新興医学出版社社長林峰子様に深謝申し上げます．

　　　　　　　　　　　　　　　　　　　　　　　　　　　　新見　正則

参考文献

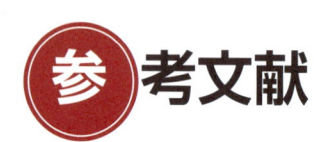

1) 和田東郭：近世漢方医学書集成15（蕉窓雑話—解説・松田邦夫—）．名著出版
2) 和田東郭：近世漢方医学書集成16（蕉窓方意解，東郭医談ほか）．名著出版
3) トールワルド：外科の夜明け．講談社文庫，1971.
4) 酒井シヅ：病が語る日本史．講談社学術文庫，2008.
5) 氏家幹人：江戸の病．講談社選書メチエ，2009
6) 鬼頭　宏：人口から読む日本の歴史．講談社学術文庫，2000
7) 速水　融：歴史人口学で見た日本．文春新書，2001.
8) 篠田達明：徳川将軍15代のカルテ．新潮新書，2005.
9) 酒井シヅ：絵で読む江戸の病と養生．講談社，2003.
10) 西山英雄：漢方医語辞典．創元社，1975.
11) 中江克己：お江戸の意外な「モノ」の値段．PHP研究所，2003.
12) 松田邦夫，稲木一元：臨床医のための漢方［基礎編］．カレントテラピー，1987.
13) 大塚敬節：大塚敬節著作集．第1巻〜第8巻 別冊．春陽堂書店，1980-1982.
14) 大塚敬節，矢数道明，清水藤太郎：漢方診療医典．南山堂，1969.
15) 大塚敬節：症候による漢方治療の実際．南山堂，1963.
16) 稲木一元，松田邦夫：ファーストチョイスの漢方薬．南山堂，2006.
17) 大塚敬節：漢方の特質．創元社，1971.
18) 大塚敬節：漢方と民間薬百科．主婦の友社，1966.
19) 大塚敬節：東洋医学とともに．創元社，1960.
20) 大塚敬節：漢方ひとすじ：五十年の治療体験から．日本経済新聞社，1976.
21) 松田邦夫：症例による漢方治療の実際．創元社，1992.
22) 新見正則：本当に明日から使える漢方薬．新興医学出版社，2010.
23) 新見正則：西洋医がすすめる漢方．新潮選書，2010.
24) 新見正則：プライマリー・ケアのための血管疾患のはなし．メディカルレビュー社，2010.
25) 新見正則：フローチャート漢方薬治療．新興医学出版社，2011.
26) 新見正則：じゃぁ，死にますか？ リラックス外来トーク術．新興医学出版社，2011.
27) 新見正則：簡単モダン・カンポウ．新興医学出版社，2011
28) 新見正則：じゃぁ，そろそろ運動しませんか？ 新興医学出版社，2011.
29) 新見正則：iPhoneアプリ「フローチャート漢方薬治療」
30) 新見正則：じゃぁ，そろそろ減量しませんか？ 新興医学出版社，2012.
31) 新見正則：鉄則モダン・カンポウ．新興医学出版社，2012.
32) 松田邦夫・新見正則：西洋医を志す君たちに贈る漢方講義．新興医学出版社，2012.
33) 新見正則：症例モダン・カンポウ．新興医学出版社，2012.

【著者略歴】

新見 正則（にいみ まさのり）　Masanori Niimi, MD, DPhil, FACS

1959 年生まれ	
1985 年	慶應義塾大学医学部卒業
1993 年～1998 年	英国オックスフォード大学医学部博士課程留学 移植免疫学で Doctor of Philosophy（DPhil）取得
1998 年～	帝京大学医学部に勤務
2002 年	帝京大学外科准教授
2010 年 4 月	愛誠病院（東京 板橋）　漢方センター長兼任

帝京大学医学部外科准教授，アメリカ外科学会フェロー（FACS），愛誠病院下肢静脈瘤センター顧問，愛誠病院漢方外来統括医師．

専　門
血管外科，移植免疫学，漢方医学，労働衛生コンサルタント，セカンドオピニオンのパイオニアとしてテレビ出演多数．漢方医学は松田邦夫先生に師事．

著　書
下肢静脈りゅうを防ぐ・治す．講談社，2002，西洋医がすすめる漢方．新潮社，2010，本当に明日から使える漢方薬．新興医学出版社，2010，フローチャート漢方薬治療．新興医学出版社，2011，リラックス外来トーク術　じゃぁ，死にますか．新興医学出版社，2011，じゃぁ，そろそろ運動しませんか？　西洋医学と漢方の限界に気がつき，トライアスロンに挑戦した外科医の物語．新興医学出版社，2011，じゃぁ，そろそろ減量しませんか？　正しい肥満解消大作戦．新興医学出版社，2012，鉄則モダン・カンポウ，新興医学出版社，2012，症例モダン・カンポウ，新興医学出版社，2012．
i Phone アプリ：フローチャート漢方薬治療も絶賛販売中！

©2013　　　　　　　　　　　　　　　　第 1 版発行　2013 年 5 月 17 日

本当に今日からわかる漢方薬シリーズ 3
飛訳モダン・カンポウ
拾い読み蕉窓雑話

（定価はカバーに表示してあります）

著者	新　見　正　則
発行者	林　　峰　子
発行所	株式会社　新興医学出版社

〒113-0033　東京都文京区本郷6丁目26番8号
電話　03(3816)2853　　FAX　03(3816)2895

検印省略

印刷　三報社印刷株式会社　ISBN978-4-88002-845-3　　郵便振替　00120-8-191625

- 本書の複製権・翻訳権・上映権・譲渡権・公衆送信権（送信可能化権を含む）は株式会社新興医学出版社が保有します．
- 本書を無断で複製する行為，（コピー，スキャン，デジタルデータ化など）は，著作権法上での限られた例外（「私的使用のための複製」など）を除き禁じられています．研究活動，診療を含み業務上使用する目的で上記の行為を行うことは大学，病院，企業などにおける内部的な利用であっても，私的使用には該当せず，違法です．また，私的使用のためであっても，代行業者等の第三者に依頼して上記の行為を行うことは違法となります．
- JCOPY〈(社) 出版者著作権管理機構　委託出版物〉
  本書の無断複写は著作権法上での例外を除き禁じられています．複写される場合は，そのつど事前に，(社) 出版者著作権管理機構（電話 03-3513-6969，FAX03-3513-6979，e-mail: info@jcopy.or.jp）の許諾を得てください．

西洋医のための漢方 大ヒットシリーズのご案内

本当に今日からわかる漢方薬シリーズ②
症例 モダン・カンポウ
ウロウロしながら処方して腑に落ちました

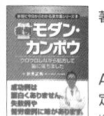

著 新見正則
（帝京大学医学部外科准教授）

A5判 222ページ
定価3,990円
ISBN 978-4-88002-838-5

成功例は面白くありません！失敗例や苦労症例に味があります。著者らしくおおらかにダメだった例もバンバンと200ケース大公開！ 役に立ちます。

本当に今日からわかる漢方薬シリーズ③
飛訳 モダン・カンポウ
拾い読み蕉窓雑話

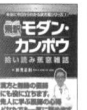

著 新見正則
（帝京大学医学部外科准教授）

新発売

A5判 192ページ
定価3,675円
ISBN 978-4-88002-845-3

江戸の名医、和田東郭「蕉窓雑話」から学ぼう！ 先人に学ぶ医師の心得、どなたでも一気に読めます。驚くべき実践臨床の知恵と今も使えるハウツーをスラッとサラッと飛ばし読み！

近日リリース!!
新見正則 製作指揮　松田邦夫

実践カンポウ
iPhoneアプリで新登場！

- 試聴版もありますので是非ダウンロードして下さい。
- 漢方の巨匠、松田邦夫先生の講義を聴いて・読んで・調べる アプリです。

――― リリース予定タイトル一覧 ―――
試聴版「漢方処方の実際」
実践カンポウ「総論」「消化器」「呼吸器」「整形外科」などなど…乞うご期待下さい！

本当に明日から使える漢方薬シリーズ②
フローチャート漢方薬治療

著 新見正則（帝京大学医学部外科准教授）

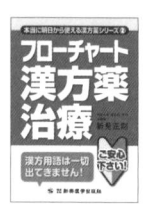

A6判 216ページ
定価1,995円
ISBN 978-4-88002-823-1

こんな本が欲しかった！
漢方理論も用語も一切なし！実臨床で即に役立つ！読者の先生方から大好評書籍です。アプリには掲載されていない処方のヒントが満載です。

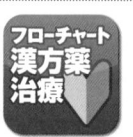

あの「フローチャート漢方薬治療」がiPhoneアプリになった!!
● iPhoneアプリ 定価（2800円）

超ビギナー向け フローチャートで症状から処方を選ぶ大胆な発想で大人気の書籍が待望のアプリになって新登場。ますます使えるようになりました。現代西洋医学では対応できない患者さんのいろいろな悩みを健康保険適用の漢方エキス剤で次々解決してください。App Storeにて絶賛発売中。

主な機能 ● 症状で探す*／● 漢方薬あいうえお順*／● 漢方薬番号順*／● 漢方薬の構成生薬解説（保険適用病名付・写真付）*／● 生薬解説（写真付）／● 生薬含有量順漢方薬一覧*／● 生薬の有無による検索機能付* 　　　　*アプリ版追加機能です。

本当に今日からわかる漢方薬シリーズ①
鉄則 モダン・カンポウ
モダン・カンポウのよりよい使い方の知恵を鉄則としてまとめました

著 新見正則
（帝京大学医学部外科准教授）

A5判 183ページ
定価3,150円
ISBN 978-4-88002-837-8

モダン・カンポウにトラディショナル漢方の知恵を！ あのフローチャートでリラックスしてカンポウを処方し、カンポウの魅力に気づいた先生方へのステップアップ第一弾！

本当に明日から使える漢方薬
7時間速習入門コース

著 新見正則
（帝京大学医学部外科准教授）

B5判 162ページ
定価4,200円
（生薬・処方のカラー解説付）
ISBN 978-4-88002-706-7

「わかりやすくて実践的」「最先端医療でもどうにもならない患者さんに効果があった」と全国の医師に大人気のセミナーを書籍化。本書でモダン・カンポウの一通りを学べます。

本当に明日から使える漢方薬③
簡単 モダン・カンポウ
効率的に勉強する、画期的かつまったく新しい漢方勉強メソッド

著 新見正則
（帝京大学医学部外科准教授）

A5判 139ページ
定価2,835円
ISBN 978-4-88002-824-8

西洋医のためのモダン・カンポウ！トラディショナル漢方とはまったく違う考え方がベースになっています。初めての先生にまずは本書をおススメします！

株式会社 新興医学出版社　〒113-0033　東京都文京区本郷6-26-8
TEL. 03-3816-2853　FAX. 03-3816-2895
http://www.shinkoh-igaku.jp
e-mail:info@shinkoh-igaku.jp

● 定価はすべて消費税5％込みとなっています。